JN055397

看護国試専門予備校 さわ研究所 編

第 112 回 看護国試解説集

啓明書房

✎ 本書の内容

　本書は、第112回看護師国家試験（令和5年2月実施）の問題すべてを掲載した、単年版の過去問題集です。問題の選択肢ひとつひとつにていねいな解説をつけて、正解の根拠を分かりやすく、理解しやすいように編集しています。直近の看護師国家試験問題の出題傾向をつかむのにも最適です。

✎ 第112回看護師国家試験の実施状況

　第112回の実施状況を見てみましょう。問題数は240問（必修問題50問＋一般問題及び状況設定問題190問）。点数配分は必修問題50点、一般問題及び状況設定問題250点。試験時間は5時間20分。合格基準は下記のとおりで、必修問題・一般問題及び状況設定問題の両方で合格点を満たせば合格となりました。

◎第112回看護師国家試験実施状況◎

	問題方式	出題数	時間
午前	必修問題	25問	2時間40分
	一般問題	65問	
	状況設定問題	30問	
午後	必修問題	25問	2時間40分
	一般問題	65問	
	状況設定問題	30問	

◎合格基準◎（令和5年2月12日実施分）
　必修問題及び一般問題を1問1点、状況設定問題を1問2点とし、次の（1）～（2）の全てを満たす者を合格とする。
（1）必修問題
　　40点（80.0％）以上／50点
（2）一般問題及び状況設定問題
　　152点（66.8％）以上／249点

　新出題基準で実施された第112回看護師国家試験。問われる内容が大幅に変わったわけではなく、過去問題に踏襲された出題が多くみられ、合格率も90％を超える高い数字になりました。

　今回の試験で特筆すべき点は、一般問題・状況設定問題の問題文が長くなったことや選択肢の増加が上げられます。四肢択一式問題が昨年より6問減少した一方で、五肢択一式問題が4問増加、五肢択二式問題が3問増加しました。全問題の文字数を比較しても、昨年より1924文字増加。このことは、解答を得るまでに問題を読み込む時間が従来よりも必要なことを表します。今年の一般問題・状況設定問題の合格ボーダーラインが、昨年と比べて15点（第111回：167点，第112回：152点）も下がった一因として、出題の長文化による影響があったのではないかと考えます。

　午前午後に渡り5時間20分にもおよぶ長丁場の国家試験。正答を導くための正確な知識はもちろんのこと、長時間文章に向かう集中力も必要になっていると言えます。

　また今年は、午後問題95が「設問が不明確で複数の選択肢が正解と考えられる」の理由により複数の選択肢を正解として採点、午後問題35が「設問が不十分で正解が得られない」の理由により採点対象から除外の対応が、受験者全員に対してとられました。

　毎年受験生の自己採点をもとに、さわ研究所が独自に正答率を調査していますが、正答率の高い問題を確実におさえることで十分に合格ラインに達することが可能です。第112回の場合、必修問題で正答率80％以上が42点分、一般問題・状況設定問題で正答率60％以上が181点分にもなります。本書は各問題に正答率が記載されていますので、学習を進める際の参考になさってください。

受験者数・合格者数・合格率の推移

次に、ここ10年間の受験者数・合格者数・合格率を見てみましょう。例年、合格率は90％前後で推移しています。第112回の合格率は90.8％でした。

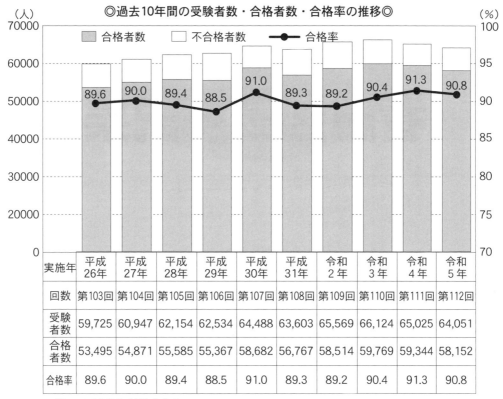

◎過去10年間の受験者数・合格者数・合格率の推移◎

実施年	平成26年	平成27年	平成28年	平成29年	平成30年	平成31年	令和2年	令和3年	令和4年	令和5年
回数	第103回	第104回	第105回	第106回	第107回	第108回	第109回	第110回	第111回	第112回
受験者数	59,725	60,947	62,154	62,534	64,488	63,603	65,569	66,124	65,025	64,051
合格者数	53,495	54,871	55,585	55,367	58,682	56,767	58,514	59,769	59,344	58,152
合格率	89.6	90.0	89.4	88.5	91.0	89.3	89.2	90.4	91.3	90.8

※第103回は追加試験を含む。

今後の試験に向けての対策

　看護師国家試験は問題のプール制が採用されています。つまり、過去問題をしっかりと反復学習するだけでも、実際の国試で点数が取れるようになっており、「過去問を解く」という勉強方法に勝るものはないと言えます。ただし、過去問を丸暗記するのではなく根拠を持って問題を解く習慣や、過去に出題された問題の周辺知識、正解以外の選択肢の知識についてもしっかりと身につけることが必要です。

　国試問題は臨床に即して作られています。実習などの前に関係のある科目の状況設定問題に目を通しておくと、臨床でよく直面する課題を事前に把握することができます。また、実習前に過去問題に目を通すことは実習の予習ができるだけではなく、そのまま国試対策の勉強にもつながります。この過去問を使った「実習の予習を兼ねた国試対策」はオススメの勉強方法です。

　過去問題集をフル活用しながら、「絶対合格！」の強い気持ちを持ち、みなさんの夢が叶い、みなさんを待つ患者さんに会えることを、心から願っております。

編　者

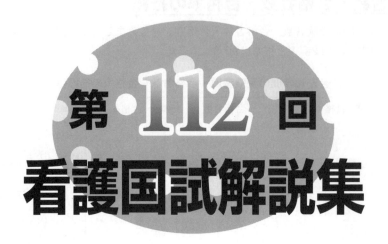

第 112 回 看護国試解説集

CONTENTS

回 執筆・編集／さわ研究所 回

＊正答率について＊
問題文の最後には〈正答率 96.5％〉のように正答率の表記があります。
第 112 回看護師国家試験受験者約 14,000 人の自己採点を、さわ研究所が独
自に集計・分析した数値になります（厚生労働省発表の数値ではありません）。
問題の難易度の参考にご活用ください。

第112回看護師国家試験　問題

□□ **［問題１］** 令和２年（2020年）の人口動態統計における妻の平均初婚年齢はどれか。

〈正答率97.5％〉

1．19.4歳
2．24.4歳
3．29.4歳
4．34.4歳

□□ **［問題２］** 令和元年（2019年）の国民生活基礎調査における女性の有訴者の自覚症状で最も多いのはどれか。〈正答率98.8％〉

1．頭　痛
2．肩こり
3．体がだるい
4．目のかすみ

□□ **［問題３］** 喫煙指数（Brinkman〈ブリンクマン〉指数）を算出するために、喫煙年数のほかに必要なのはどれか。〈正答率98.6％〉

1．喫煙開始年齢
2．受動喫煙年数
3．家庭内の喫煙者数
4．１日の平均喫煙本数

□□ **［問題４］** 休憩時間を除いた１週間の労働時間で、超えてはならないと労働基準法で定められているのはどれか。〈正答率98.0％〉

1．30時間
2．35時間
3．40時間
4．45時間

□□ **［問題５］** 介護保険法における要支援および要介護認定の状態区分の数はどれか。

〈正答率92.2％〉

1．4
2．5
3．6
4．7

□□ **［問題６］** 緩和ケアの目標で正しいのはどれか。〈正答率97.7％〉

1．疾病の治癒
2．余命の延長
3．QOLの向上
4．在院日数の短縮

□□ [問題7] 運動機能の発達で3歳以降に獲得するのはどれか。〈正答率69.3%〉
 1．階段を昇る。
 2．ひとりで立つ。
 3．ボールを蹴る。
 4．けんけん〈片足跳び〉をする。

□□ [問題8] ハヴィガースト,R.J.が提唱する成人期の発達課題はどれか。〈正答率98.5%〉
   Havighust,R.J.
 1．経済的に自立する。
 2．身体的衰退を自覚する。
 3．正、不正の区別がつく。
 4．読み、書き、計算ができる。

□□ [問題9] 令和2年（2020年）の衛生行政報告例における看護師の就業場所で、医療機関（病院、診療所）の次に多いのはどれか。〈正答率73.4%〉
 1．事業所
 2．市町村
 3．保健所
 4．訪問看護ステーション

□□ [問題10] 体性感覚はどれか。〈正答率42.9%〉
 1．視　覚
 2．触　覚
 3．聴　覚
 4．平衡覚

□□ [問題11] 健康な成人の白血球の中に占める割合が高いのはどれか。〈正答率90.0%〉
 1．単　球
 2．好酸球
 3．好中球
 4．リンパ球

□□ [問題12] 体温変化をとらえ、体温調節の指令を出すのはどれか。〈正答率98.7%〉
 1．橋
 2．小　脳
 3．視床下部
 4．大脳皮質

第112回看護国試解説集●さわ研究所編／啓明書房刊

第112回看護国試解説集●さわ研究所編／啓明書房刊

□□ **[問題13]** 下血がみられる疾患はどれか。〈正答率99.2%〉

1．肝嚢胞
liver cyst
2．大腸癌
colon cancer
3．子宮体癌
uterine corpus cancer
4．腎細胞癌
renal cell carcinoma

□□ **[問題14]** 糖尿病の急性合併症はどれか。〈正答率67.0%〉
diabetes mellitus

1．足壊疽
foot gangrene
2．脳血管疾患
cerebrovascular disease
3．糖尿病網膜症
diabetic retinopathy
4．ケトアシドーシス昏睡

□□ **[問題15]** メタボリックシンドロームの診断基準において男性の腹囲〈ウエスト周囲径〉で
metabolic syndrome
正しいのはどれか。〈正答率73.2%〉

1．80cm以上
2．85cm以上
3．90cm以上
4．95cm以上

□□ **[問題16]** 炎症マーカーはどれか。〈正答率97.0%〉

1．CA19-9
2．抗核抗体
3．C反応性蛋白質〈CRP〉
4．リウマトイド因子〈RF〉

□□ **[問題17]** 薬物動態で肝臓が関与するのはどれか。〈正答率86.7%〉

1．吸　収
2．分　布
3．代　謝
4．蓄　積

□□ **[問題18]** 胃から食道への逆流を防ぐために、成人が食後30分から1時間程度とるとよい体
位はどれか。〈正答率99.3%〉

1．座　位
2．仰臥位
3．右側臥位
4．半側臥位

□□ [問題19] 全身清拭時に皮膚に触れるタオルの温度で適切なのはどれか。〈正答率92.8%〉

1. 20～22℃
2. 30～32℃
3. 40～42℃
4. 50～52℃

□□ [問題20] 個人防護具の脱衣手順で最初に外すのはどれか。〈正答率71.4%〉

1. 手　袋
2. ガウン
3. サージカルマスク
4. フェイスシールド

□□ [問題21] オートクレーブによる滅菌法はどれか。〈正答率97.9%〉

1. 酸化エチレンガス滅菌
2. 高圧蒸気滅菌
3. 放射線滅菌
4. 乾熱滅菌

□□ [問題22] 薬物の吸収速度が最も速いのはどれか。〈正答率98.6%〉

1. 経口投与
2. 筋肉内注射
3. 静脈内注射
4. 直腸内投与

□□ [問題23] 室内空気下での呼吸で、成人の一般的な酸素療法の適応の基準はどれか。

〈正答率82.1%〉

1. 動脈血酸素分圧〈PaO$_2$〉　60Torr以上
2. 動脈血酸素分圧〈PaO$_2$〉　60Torr未満
3. 動脈血二酸化炭素分圧〈PaCO$_2$〉　60Torr以上
4. 動脈血二酸化炭素分圧〈PaCO$_2$〉　60Torr未満

□□ [問題24] CO$_2$ナルコーシスの症状で正しいのはどれか。〈正答率90.6%〉

1. 咳　嗽
2. 徐　脈
3. 浮　腫
4. 意識障害

□□ [問題25] 母乳栄養の児に不足しやすいのはどれか。〈正答率99.4%〉

1．ビタミンA
2．ビタミンB
3．ビタミンC
4．ビタミンE
5．ビタミンK

□□ [問題26] 骨格筋の細胞膜には（　）に対する受容体がある。自己抗体がこの受容体の働き
　　を阻害すると骨格筋は収縮できなくなる。
　　　　（　）に入る神経伝達物質として正しいのはどれか。〈正答率87.2%〉

1．アセチルコリン
2．アドレナリン
3．ドパミン
4．ノルアドレナリン

□□ [問題27] 健常な女子（15歳）が野外のコンサートで興奮し、頻呼吸を起こして倒れた。
　　　　このときの女子の体内の状態で正しいのはどれか。〈正答率64.1%〉

1．アルカローシスである。
2．ヘマトクリットは基準値よりも高い。
3．動脈血酸素飽和度〈SaO_2〉は100％を超えている。
4．動脈血二酸化炭素分圧〈$PaCO_2$〉は基準値よりも高い。

□□ [問題28] 薬物の分解、排泄の速さの指標となるのはどれか。〈正答率63.6%〉

1．最高血中濃度
2．生物学的半減期
3．濃度曲線下面積
4．最高血中濃度到達時間

□□ [問題29] 多発性骨髄腫で腫瘍化しているのはどれか。〈正答率9.0%〉
multiple myeloma

1．B細胞
2．T細胞
3．形質細胞
4．造血幹細胞

□□ [問題30] くも膜下出血の成因で最も多いのはどれか。〈正答率65.8%〉
subarachnoid hemorrhage

1．外　傷
2．脳腫瘍
brain tumor
3．脳動脈瘤
cerebral aneurysm
4．脳動静脈奇形
cerebral arteriovenous malformation

午前問題

□□ [**問題31**] 社会保険制度と根拠法令の組合せで正しいのはどれか。〈正答率96.1％〉
1. 医療保険 ——— 健康保険法
2. 介護保険 ——— 高齢者虐待の防止、高齢者の養護者に対する支援等に関する法律〈高齢者虐待防止法〉
3. 雇用保険 ——— 社会福祉法
4. 年金保険 ——— 生活困窮者自立支援法

□□ [**問題32**] 老人福祉法と介護保険法のいずれにも位置付けられている施設はどれか。

〈正答率15.2％〉
1. 介護医療院
2. 介護老人保健施設
3. 老人福祉センター
4. 老人デイサービスセンター

□□ [**問題33**] ヒト免疫不全ウイルス〈HIV〉感染症について正しいのはどれか。〈正答率54.1％〉
human immunodeficiency virus infection
1. 令和2年（2020年）の新規感染者数は10年前に比べ増加している。
2. 日本では異性間の性的接触による感染が最も多い。
3. 早期に発見して治療を開始すれば完治する。
4. 保健所でのHIV検査は匿名で受けられる。

□□ [**問題34**] 医療計画について正しいのはどれか。〈正答率18.5％〉
1. 基準病床数を定める。
2. 5年ごとに見直しを行う。
3. 特定機能病院の基準を定める。
4. 一次、二次および三次医療圏を設定する。

□□ [**問題35**] ノロウイルス感染症に罹患した患者の嘔吐物が床に飛び散っている。
この処理に使用する消毒薬で適切なのはどれか。〈正答率94.0％〉
1. 70％エタノール
2. ポビドンヨード
3. 塩化ベンザルコニウム
4. 次亜塩素酸ナトリウム

□□ [**問題36**] 臨死期の身体的変化はどれか。〈正答率89.9％〉
1. 尿量が増加する。
2. 全身の筋肉が硬直する。
3. 不規則な呼吸が出現する。
4. 頸動脈が触れなくなった後、橈骨動脈が触れなくなる。

□□ [問題37] 成人女性に対するベッド上での排泄援助とその目的の組合せで適切なのはどれか。

〈正答率95.2%〉

1．窓を開ける。 ─────────────── 寒冷刺激による排尿促進
2．上半身を挙上する。 ─────────── 腹圧のかけやすさによる排泄促進
3．外陰部にトイレットペーパーを当てる。 ─── 尿臭の防止
4．便器の底にトイレットペーパーを敷く。 ─── 寝具の汚染防止

□□ [問題38] 成人のノンレム睡眠の特徴はどれか。〈正答率38.7%〉
1．体温が上昇する。
2．急速な眼球運動がある。
3．加齢に伴い時間が長くなる。
4．睡眠周期の前半にみられる。

□□ [問題39] 穿刺と穿刺部位の組合せで適切なのはどれか。〈正答率45.4%〉
1．胸腔穿刺 ─────── 胸骨柄
2．骨髄穿刺 ─────── 第3・4腰椎間
3．腹腔穿刺 ─────── 腹直筋外側の側腹部
4．腰椎穿刺 ─────── 上前腸骨棘

□□ [問題40] 毒薬の保管方法を規定している法律はどれか。〈正答率30.0%〉
1．薬剤師法
2．毒物及び劇物取締法
3．麻薬及び向精神薬取締法
4．医薬品、医療機器等の品質、有効性及び安全性の確保等に関する法律〈医薬品医療機器等法〉

□□ [問題41] 輸血用血液製剤と保存温度の組合せで正しいのはどれか。〈正答率96.2%〉
1．血小板成分製剤 ─────── 2～6℃
2．赤血球成分製剤 ─────── 2～6℃
3．血漿成分製剤 ─────── 20～24℃
4．全血製剤 ─────── 20～24℃

□□ [問題42] 真空採血管とホルダーを用いて静脈血採血を実施するときに、駆血を解除するタイミングで適切なのはどれか。〈正答率49.6%〉
1．採血針を皮膚に穿刺した直後
2．真空採血管内への血液の流入が始まったとき
3．真空採血管内への血液の流入が終わったとき
4．ホルダーから真空採血管を抜去した後

第112回看護国試解説集●さわ研究所編／啓明書房刊

□□ **[問題43]** MRI検査室に持ち込んでよいのはどれか。〈正答率98.2%〉

1．耳　栓
2．携帯電話
3．使い捨てカイロ
4．キャッシュカード

□□ **[問題44]** ムーア,F.D.が提唱した外科的侵襲を受けた患者の生体反応で正しいのはどれか。
Moore,F.D.
〈正答率59.8%〉

1．傷害期では尿量が増加する。
2．転換期では循環血液量が増加する。
3．筋力回復期では蛋白の分解が進む。
4．脂肪蓄積期では活動性が低下する。

□□ **[問題45]** 関節拘縮の予防を目的とした関節可動域〈ROM〉訓練で正しいのはどれか。
〈正答率92.1%〉

1．関節を速く動かす。
2．運動麻痺がある場合は患側から行う。
3．他動運動は痛みが生じないように行う。
4．徒手筋力テストの結果が1以下の場合は自動運動を促す。

□□ **[問題46]** 放射線治療で人体の吸収線量を表す単位はどれか。〈正答率91.7%〉

1．Bq
2．eV
3．Gy
4．Sv

□□［問題47］Aさん（62歳、男性）は呼吸困難と咳嗽が増強したため外来を受診した。胸部エックス線写真と胸部CTによって特発性肺線維症による間質性肺炎と診断され、呼吸機能検査を受けた。

idiopathic pulmonary fibrosis　　interstitial pneumonia

換気障害の分類を図に示す。

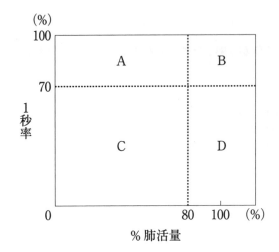

Aさんの換気障害の分類で当てはまるのはどれか。〈正答率87.1%〉

1．A
2．B
3．C
4．D

□□［問題48］右肺尖部の肺癌の胸壁への浸潤による症状はどれか。〈正答率94.3%〉

lung cancer

1．散　瞳
2．構音障害
3．閉眼困難
4．上肢の疼痛

□□［問題49］胃切除術後のダンピング症候群を予防するための食事指導で適切なのはどれか。

dumping syndrome

〈正答率98.9%〉

1．15分以内に食べる。
2．糖質の多い食事を摂る。
3．1回の摂取量を少なくする。
4．1日の食事回数を少なくする。

□□［問題50］重度の肝硬変で基準値よりも低い値を示す血液検査項目はどれか。〈正答率89.8%〉

cirrhosis

1．血清アルブミン〈Alb〉
2．血清ビリルビン〈Bil〉
3．血中アンモニア〈NH₃〉
4．プロトロンビン時間〈PT〉

14

□□ **[問題51]** 成人のばね指で正しいのはどれか。〈正答率28.5%〉
snapping finger
1．男性に多い。
2．原因は腱の炎症である。
3．好発部位は示指である。
4．積極的にストレッチを行う。

□□ **[問題52]** 広汎子宮全摘出術を受けた患者への退院後の生活に関する説明で正しいのはどれか。〈正答率79.2%〉
1．「術後2週から性交は可能です」
2．「定期的に排尿を試みてください」
3．「調理のときは手袋をしてください」
4．「退院当日から浴槽の湯に浸かることができます」

□□ **[問題53]** 老化に伴う血液・造血器系の変化で適切なのはどれか。〈正答率79.3%〉
1．エリスロポエチンが増加する。
2．黄色骨髄が減少する。
3．顆粒球数が増加する。
4．赤血球数が減少する。

□□ **[問題54]** 高齢者の身体拘束に関する説明で適切なのはどれか。〈正答率96.9%〉
1．身体拘束の実施は担当看護師が決定する。
2．ミトン型の手袋の使用は身体拘束ではない。
3．本人が身体拘束に同意していれば家族への説明は不要である。
4．切迫性、非代替性および一時性の全てを満たしている場合に検討される。

□□ **[問題55]** 65歳以上の高齢者が要介護認定の有無に関わらず利用できるのはどれか。

〈正答率95.8%〉

1．介護予防教室
2．介護老人保健施設
3．夜間対応型訪問介護
4．通所介護〈デイサービス〉

□□ **[問題56]** 入院中の高齢者への看護師の対応で適切なのはどれか。〈正答率99.1%〉
1．入院当日から複数の看護師が関わる。
2．1回の訪室で多くの情報を聴取する。
3．1日のスケジュールは口頭で説明する。
4．退院後の生活を予測して情報収集する。

午前問題

□□ [問題57] 1歳6か月の身体発育曲線（体重）を示す。
異常が疑われるのはどれか。〈正答率70.8%〉

1.

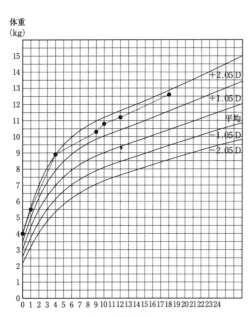

2.

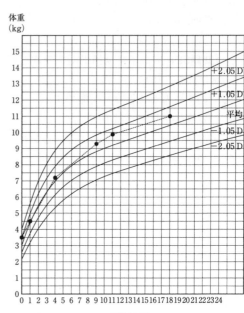

3.

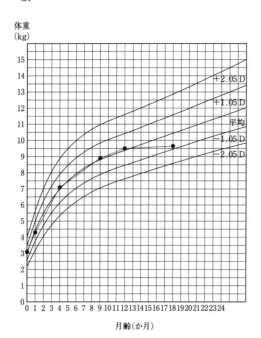

4.

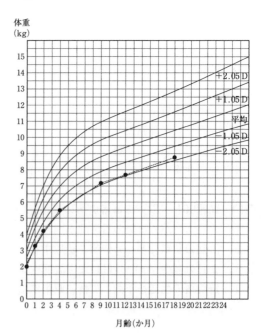

第112回看護国試解説集●さわ研究所編／啓明書房刊

□□［問題58］幼児期の心理社会的特徴はどれか。〈正答率90.5%〉

1．自己中心性
2．心理的離乳
3．ギャングエイジ
4．ボディイメージの変容

□□［問題59］正常な幼児期の基本的生活習慣で、２歳０か月ころまでに習得するのはどれか。〈正答率95.2%〉

1．鼻をかむ。
2．スプーンを使う。
3．夜間のおむつがとれる。
4．洋服のボタンをとめる。

□□［問題60］母子保健法に規定されているのはどれか。〈正答率37.8%〉

1．母子健康包括支援センター
2．乳児家庭全戸訪問事業
3．助産施設
4．特定妊婦

□□［問題61］排卵のある正常な月経周期で正しいのはどれか。〈正答率45.0%〉

1．黄体は形成後１週間で萎縮する。
2．エストロゲンの作用で子宮内膜が分泌期になる。
3．発育した卵胞の顆粒膜細胞からプロゲステロンが分泌される。
4．エストロゲンのポジティブフィードバックによって黄体形成ホルモンの分泌が増加する。

□□［問題62］不妊症(infertility)について正しいのはどれか。〈正答率49.3%〉

1．約６割は原因不明である。
2．検査に基礎体温測定がある。
3．治療の１つに不妊手術がある。
4．女性の年齢は治療効果に影響しない。

□□［問題63］正常な分娩経過はどれか。〈正答率20.8%〉

1．骨盤入口部に児頭が進入する際、児の頤部が胸壁に近づく。
2．骨盤出口部に達した時点で、児頭の矢状縫合は母体の骨盤の横径に一致する。
3．児頭娩出後、胎児は肩の長軸が骨盤出口部の横径に一致するよう回旋する。
4．児頭が発露したころに胎盤が剥離する。

□□ [問題64] 新生児の呼吸窮迫症候群〈RDS〉で正しいのはどれか。〈正答率84.3%〉
respiratory distress syndrome

　1．呼吸数が減少する。

　2．過期産児に発症しやすい。

　3．生後24時間ころから発症する。

　4．肺サーファクタントの欠乏が原因で生じる。

□□ [問題65] 小児期から青年期に発症し、運動性チック、音声チック及び汚言の乱用を伴うのはどれか。〈正答率72.3%〉

　1．Down〈ダウン〉症候群
　　　Down's syndrome

　2．Tourette〈トゥレット〉障害
　　　Tourette's disorder

　3．注意欠如・多動性障害〈ADHD〉
　　　attention-deficit/hyperactivity disorder

　4．Lennox-Gastaut〈レノックス・ガストー〉症候群
　　　Lennox-Gastaut syndrome

□□ [問題66] 患者の権利や力を尊重し、自己制御している感覚を持たせ、患者が社会生活に必要な技能や能力を獲得する支援を意味するのはどれか。〈正答率55.4%〉

　1．リカバリ

　2．ストレングス

　3．レジリエンス

　4．エンパワメント

□□ [問題67] 障害者の日常生活及び社会生活を総合的に支援するための法律〈障害者総合支援法〉に基づき、精神障害者に適用されるのはどれか。〈正答率68.4%〉

　1．障害基礎年金

　2．一定割合の雇用義務

　3．精神障害者保健福祉手帳

　4．自立支援医療（精神通院医療）

□□ [問題68] Aさん（85歳、男性）は1人暮らしで判断能力が不十分である。4親等以内の親族はいない。
　　　訪問看護事業所におけるAさんの情報管理で適切なのはどれか。〈正答率79.7%〉

　1．成年後見人にAさんの訪問看護計画を説明する。

　2．地域の民生委員にAさんの経済状況を知らせる。

　3．Aさんの訪問記録を電子メールに添付して援助者間で共有する。

　4．新たなサービスの利用を検討する他の利用者にAさんのケアプランを見せる。

□□ [問題69] Aさん（80歳、女性）は1人暮らしで、在宅酸素療法〈HOT〉を受けている。訪問看護師はAさんに停電時を想定した避難行動の指導を行うことにした。

Aさんの停電時の避難行動で優先度が高いのはどれか。〈正答率91.3%〉

1. 電気のブレーカーを落とす。
2. 玄関の扉を開けて出口を確保する。
3. 訪問看護ステーションに連絡をする。
4. 酸素濃縮器から酸素ボンベに切り替える。

□□ [問題70] 介護保険制度における都道府県が指定・監督を行う居宅サービスはどれか。

〈正答率53.0%〉

1. 福祉用具貸与
2. 小規模多機能型居宅介護
3. 定期巡回・随時対応型訪問介護看護
4. 認知症対応型共同生活介護〈グループホーム〉

□□ [問題71] Aさん（70歳、男性、要介護1）は脳梗塞の後遺症で左不全麻痺がある。家屋内は杖を使用して移動が可能である。Aさんから「入浴が不安なので安全な方法を教えてほしい」と訪問看護師に相談があった。

Aさんへの助言で適切なのはどれか。〈正答率92.9%〉

1. 手すりは左手で持つ。
2. 左足から浴槽に入る。
3. 浴室内を杖で移動する。
4. 浴槽から出るときは入浴台〈バスボード〉を使う。

□□ [問題72] 看護マネジメントのプロセスの「統制」はどれか。〈正答率20.0%〉

1. 看護職員の仕事への動機付けを行う。
2. 病棟の目標をもとに看護活動の年間計画を立案する。
3. 褥瘡ケアの改善に取り組むための担当チームを構成する。
4. 病棟の1年間の業務評価に基づき看護活動の計画を修正する。

□□ [問題73] 職員数が300人の病院の看護師の働き方に関するマネジメントで、労働安全衛生法に基づいて規定されているのはどれか。〈正答率87.3%〉

1. 1年以内ごとに1回、定期に心理的な負担の程度を把握するための検査を行う。
2. 8時間を超える夜勤の時は1時間以上の休憩時間を確保する。
3. 生理日に就業が著しく困難な場合は休暇の請求ができる。
4. 妊娠中は請求すれば時間外労働が免除される。

□□ [問題74] 国際協力として5歳未満児死亡率の高い地域に1年間派遣されることになった看護師が、派遣される地域の住民に対して行う活動でプライマリヘルスケアの原則に基づいた活動はどれか。〈正答率84.5%〉

1．高度な治療を目的とした活動
2．医学的研究の遂行を優先した活動
3．派遣先で入手できる資源を利用した活動
4．派遣される専門家チームを中心とする活動

□□ [問題75] 音を感知するラセン器〈Corti〈コルチ〉器〉があるのはどれか。〈正答率61.8%〉

1．蝸牛管
2．半規管
3．鼓室
4．鼓膜
5．前庭

□□ [問題76] 正常な糸球体で濾過される物質はどれか。〈正答率31.7%〉

1．フィブリノゲン
2．ミオグロビン
3．アルブミン
4．血小板
5．赤血球

□□ [問題77] 冷たい川に飛び込んだときに急激に体温が低下する原因で正しいのはどれか。

〈正答率60.3%〉

1．対流による体熱の放散
2．放射による体熱の放散
3．熱伝導による体熱の放散
4．代謝による熱エネルギー産生の低下
5．骨格筋における熱エネルギー産生の低下

□□ [問題78] インスリンを過剰に投与したときに現れる症候で正しいのはどれか。〈正答率91.5%〉

1．発熱
2．浮腫
3．口渇感
4．顔面紅潮
5．手足のふるえ

□□ [問題79] 僧帽弁狭窄症について正しいのはどれか。〈正答率71.2%〉
mitral stenosis
 1. 弁口面積が拡大する。
 2. 左心房内圧が上昇する。
 3. 狭心痛を合併することが多い。
 4. 弁尖の先天的な3尖化が原因となる。
 5. 胸骨右縁第2肋間で心雑音を聴取する。

□□ [問題80] 検査の画像を示す。
    狭心症の手術に最も重要な検査はどれか。〈正答率86.3%〉
    angina pectoris
 1. A
 2. B
 3. C
 4. D
 5. E

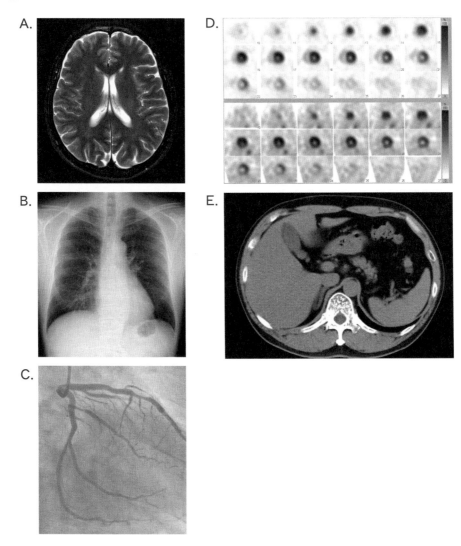

A.

D.

B.

E.

C.

□□ [問題81] 変形性膝関節症について正しいのはどれか。〈正答率32.1%〉
osteoarthritis of the knee

1. 男性に多い。

2. 第一選択は手術療法である。

3. 変形性関節症の中で2番目に多い。
   osteoarthritis

4. 二次性のものが一次性のものより多い。

5. 経時的に進行して10年で半数が悪化する。

□□ [問題82] 学校保健安全法で出席停止となる学校感染症のうち、第二種に分類されているの
はどれか。〈正答率48.5%〉

1. インフルエンザ
   influenza

2. 細菌性赤痢
   shigellosis

3. ジフテリア
   diphtheria

4. 腸チフス
   typhoid fever

5. 流行性角結膜炎
   epidemic keratoconjunctivitis

□□ [問題83] 成人におけるバイタルサインで緊急に対応が必要なのはどれか。〈正答率97.3%〉

1. 脈拍70/分

2. 体温34.4℃

3. 呼吸数14/分

4. 血圧130/80mmHg

5. グラスゴー・コーマ・スケール〈GCS〉15点

□□ [問題84] 老化による尿の生成と排尿機能の変化はどれか。〈正答率91.4%〉

1. 排尿回数の減少

2. 膀胱容量の増加

3. 夜間尿量の減少

4. 残尿量の増加

5. 尿比重の上昇

□□ [問題85] 定期予防接種について正しいのはどれか。〈正答率48.6%〉

1. BCG接種前にツベルクリン反応を実施する。

2. ロタウイルスワクチンは不活化ワクチンである。

3. ポリオウイルスワクチンの定期接種は廃止された。

4. 麻疹ウイルスワクチンは就学までに4回接種する。

5. ヒトパピローマウイルス〈HPV〉ワクチンは筋肉内注射する。

午前問題

第112回看護国試解説集●さわ研究所編／啓明書房刊

□□ [問題86] 緑内障について正しいのはどれか。 2つ選べ。〈正答率63.5%〉
　glaucoma
　1. 眼球が突出する。
　2. 視神経が萎縮する。
　3. 硝子体が混濁する。
　4. 眼底に出血がみられる。
　5. 眼圧の上昇が原因となる。

□□ [問題87] 高齢者に脱水が起こりやすくなる要因はどれか。 2つ選べ。〈正答率76.9%〉
　1. 骨量の減少
　2. 筋肉量の減少
　3. 細胞内液量の減少
　4. 渇中枢の感受性の亢進
　5. 抗利尿ホルモンの反応性の亢進

□□ [問題88] 精神保健及び精神障害者福祉に関する法律〈精神保健福祉法〉に基づく入院形態
　　で正しいのはどれか。 2つ選べ。〈正答率60.5%〉
　1. 応急入院は72時間以内に限られている。
　2. 緊急措置入院中の患者は本人と家族が希望すれば退院できる。
　3. 措置入院中の患者は精神医療審査会へ退院請求を申し出ることができる。
　4. 精神保健指定医は任意入院中の患者について入院継続を必要と判断しても、退院を制限で
　　きない。
　5. 医療保護入院のためには入院の必要性に関する2名の精神保健指定医の一致した判断が必
　　要である。

□□ [問題89] クリニカルパスについて正しいのはどれか。 2つ選べ。〈正答率96.8%〉
　1. 在宅療養には適用できない。
　2. 医療者と患者が治療計画を共有できる。
　3. バリアンス発生の判断は退院日に行う。
　4. 多職種間のコミュニケーションが不要になる。
　5. 一定の質を保った治療と看護ケアの提供につながる。

□□ [問題90] 看護のアウトカムを評価するために収集する情報はどれか。 2つ選べ。

〈正答率56.9%〉

　1. 褥瘡発生率
　2. 患者の満足度
　3. 研修会の開催回数
　4. 新人看護師の離職率
　5. 退院指導の実施回数

23

次の文を読み［問題91］［問題92］［問題93］の問いに答えよ。

　　Aさん（47歳、男性、会社員）は妻と2人暮らしで、自宅の室内で犬を飼っている。15年前に慢性糸球体腎炎と診断され、徐々に腎機能低下が認められたので、2年前から慢性腎不全のため
chronic glomerulonephritis　　　　　　　　　　　　　　　　　　　　　　　　　　　　　　　　chronic renal failure
血液透析療法を週3回受けている。今回、弟から腎臓の提供の申し出があり、生体腎移植の目的で入院した。入院3日、Aさんの生体腎移植手術は予定通り終了した。

□□［問題91］Aさんの手術直後に観察すべき項目で優先度が高いのはどれか。〈正答率43.5%〉
1．尿　量
2．血糖値
3．白血球数
4．シャント音

□□［問題92］Aさんは術前からタクロリムスなど複数の免疫抑制薬を服用している。Aさんは「移植したら免疫抑制薬を飲む必要があることは分かっているのですが、退院後は何に気を付ければよいですか」と看護師に質問した。
　　Aさんへの看護師の説明で適切なのはどれか。〈正答率15.7%〉
1．「犬は今まで通り室内で飼育できます」
2．「グレープフルーツは摂取しないでください」
3．「感染予防のため風疹のワクチン接種をしてください」
4．「薬を飲み忘れたときは2回分をまとめて服用してください」

□□［問題93］Aさんは順調に回復し、移植後の拒絶反応もなく退院することになった。Aさんは「腎臓が悪くなってから気を付けないといけないことが多かったのですが、移植してこれまでの制約がなくなりますね」と話した。
　　Aさんの退院後の生活で継続が必要なのはどれか。〈正答率65.2%〉
1．蛋白質の摂取制限
2．週3回の通院
3．水分の制限
4．体重の管理

次の文を読み［問題94］［問題95］［問題96］の問いに答えよ。

Aさん（28歳、女性、美容師）はゴルフが趣味である。同居しているパートナーと1週前にゴルフに行った後から、顔面の紅斑、微熱、全身倦怠感および手指の関節痛が現れた。病院を受診したところ、全身性エリテマトーデス〈SLE〉systemic lupus erythematosus と診断され入院した。Aさんは看護師に「これまで病気をしたことがなかったので、驚いています」と話した。

バイタルサイン：体温37.4℃、呼吸数18/分、脈拍64/分、整、血圧110/60mmHg。

血液所見：赤血球260万/μL、Hb9.0g/dL、白血球7,600/μL、血小板18万/μL、尿素窒素16mg/dL、クレアチニン0.8mg/dL、CRP0.7mg/dL、直接Coombs〈クームス〉試験陽性。

尿所見：尿蛋白（－）、尿潜血（－）。

神経学的検査：異常所見なし。

12誘導心電図：異常所見なし。

胸部エックス線写真：異常所見なし。

□□［問題94］Aさんに生じている可能性が高いのはどれか。〈正答率80.1%〉

1．心膜炎 pericarditis
2．溶血性貧血 hemolytic anemia
3．ループス腎炎 lupus nephritis
4．中枢神経ループス central nervous system lupus

□□［問題95］Aさんはステロイドパルス療法の後、副腎皮質ステロイド薬の内服治療が開始された。入院3週ころから満月様顔貌がみられたため、外見の変化に気持ちが落ち込むようになった。

Aさんへの対応で適切なのはどれか。〈正答率94.0%〉

1．気にする必要はないと励ます。
2．パートナーの面会を制限する。
3．外見よりも病気の治療を優先すると説明する。
4．薬の量が減れば満月様顔貌は軽減すると説明する。

□□［問題96］Aさんは外来で副腎皮質ステロイド薬の内服治療を継続することになった。Aさんは「病気を悪化させないために退院後はどのような生活がよいでしょうか」と看護師に質問した。

Aさんへの退院指導で適切なのはどれか。〈正答率77.9%〉

1．「すぐに復職できます」
2．「避妊は必要ありません」
3．「身体を冷やさないでください」
4．「くもりなら屋外でゴルフができます」

次の文を読み［問題97］［問題98］［問題99］の問いに答えよ。

　Aさん（81歳、女性）は夫（86歳）と2人で暮らしている。高血圧症で内服治療をしているが、血圧のコントロールはできている。両眼に老人性白内障があり、老人性難聴のために補聴器を使用している。認知機能は問題なく、日常生活動作〈ADL〉はほぼ自立している。1年前から両眼の羞明、霧視が強くなり、視力が低下して趣味の編み物ができなくなってきた。また、家の中を移動するときに小さな段差につまずいたりドアにぶつかるなど、歩行時の転倒の危険性が増えた。Aさんは自宅での生活を安全に送りたい、趣味を続けたいという希望があり、10日間程度の入院で両眼の超音波水晶体乳化吸引術と眼内レンズ挿入術を行うことになった。

□□［問題97］入院当日、病棟の看護師がAさんに対してパンフレットを用いて手術前オリエンテーションを行うことになった。
　　　　Aさんへのオリエンテーションの方法で適切なのはどれか。〈正答率79.8%〉
1．耳元で大きな声で説明する。
2．Aさんの身体に触れてから話しかける。
3．窓際の明るい場所でパンフレットを見せる。
4．手術後の注意点はパンフレットに赤色の太い文字で書く。

□□［問題98］Aさんの手術は局所麻酔下で行われ、10分程度で終了した。手術中および手術直後のバイタルサインに問題はなく、病室に戻ってきた。Aさんは眼痛や頭痛、気分不快などの症状はなく、「無事に終わって良かった」と話している。
　　　　手術後のAさんへの説明で適切なのはどれか。〈正答率69.4%〉
1．手術直後から点眼する。
2．洗顔は手術の翌日から行う。
3．手術後24時間はベッド上で安静にする。
4．医師の許可があるまでは頭を振る動作をしない。

□□［問題99］手術後2日、Aさんは日中はベッドに横になって過ごしている時間が多い。夜間にAさんから看護師に「手術後はゆっくり眠れていません。どうしたらよいでしょうか」という訴えがあった。
　　　　Aさんへの看護師の対応で適切なのはどれか。〈正答率94.1%〉
1．寝る前に温かい緑茶を飲むことを勧める。
2．日中はベッドから離れて過ごすことを促す。
3．眠れなくてもベッドに横になっていることを勧める。
4．夜はよく眠っているので様子をみましょうと伝える。

次の文を読み［問題100］［問題101］［問題102］の問いに答えよ。

　Aさん（75歳、男性）は妻（75歳）と2人暮らしで、15年前にParkinson〈パーキンソン〉病と診断された。7年前よりレボドパ〈L dopa〉を1日3回内服している。Hoehn & Yahr〈ホーエン・ヤール〉重症度分類のステージⅣで、要介護2である。妻は腰痛のため毎日リハビリテーション目的で通院中である。妻の介護負担を軽減するため、Aさんは毎月10日間、介護老人保健施設の短期入所〈ショートステイ〉を利用している。今回は妻の腰痛が増強したため、Aさんは予定を早めて入所した。Aさんは握力が低下しているが、スプーンを使用し自力で食事を摂取している。食事中に姿勢が崩れることが多く、むせや食べこぼしがある。

□□［問題100］看護師のAさんへの食事援助で正しいのはどれか。〈正答率99.6%〉
　1．頸部を後屈した体位にする。
　2．座位時の体幹を安定させる。
　3．食後に嚥下体操を実施する。
　4．こぼさずに摂取できるよう全介助する。

□□［問題101］Aさんは社交的で短期入所中はいつも介護老人保健施設の利用者や職員と笑顔で会話していたが、今回は、会話中に急に表情がなくなり声が聞きとれないほど小さくなったり、手足の震えが出現することがあった。食後に薬を内服すると症状は改善するが、内服して2時間後には同じような症状が現れることがあった。
　　Aさんの症状はどれか。〈正答率46.3%〉
　1．オンオフ現象
　2．ジスキネジア
　3．アナフィラキシー反応
　4．ウェアリングオフ現象

□□［問題102］妻の腰痛が改善したため、Aさんは自宅に戻ることになった。Aさんは「妻に負担をかけないように自分で動けるようになりたい。自宅でできる運動や注意することを教えてください」と看護師に話した。
　　Aさんへの指導で適切なのはどれか。〈正答率85.4%〉
　1．「毎日30分間の階段昇降を行いましょう」
　2．「歩行時に腕を大きく振りましょう」
　3．「小刻みに歩くようにしましょう」
　4．「毎日1km歩きましょう」

第112回看護国試解説集●さわ研究所編／啓明書房刊

次の文を読み［問題103］［問題104］［問題105］の問いに答えよ。

　Aちゃん（2歳、男児）は両親、兄（5歳）の4人家族である。3日前から発熱が続くため、母親と一緒に外来を受診した。診察の結果、川崎病と診断され、個室に入院となり左手背に点滴静脈内留置針が挿入された。入院中は母親が希望し、Aちゃんに付き添っている。Aちゃんにγ-グロブリン療法とアスピリンの内服が開始されることになった。看護師がγ-グロブリン療法の開始のために訪室すると、Aちゃんは不機嫌にぐずって泣いている。

□□ ［問題103］γ-グロブリン療法の開始に伴う看護師の対応で適切なのはどれか。**2つ選べ。**

〈正答率74.8%〉

1．γ-グロブリン製剤の投与中もAちゃんと売店に行けると母親に伝える。
2．留置針の自己抜去防止のために右肘関節に抑制帯を使用する。
3．心負荷の軽減のためにAちゃんの経口水分摂取を制限する。
4．心電図モニターの装着を確認する。
5．留置針の刺入部を観察する。

□□ ［問題104］Aちゃんの入院中、母親は一度も自宅に帰らずに付き添いを続けている。入院3日の朝に看護師が訪室したところ、母親が「夫から電話があって、Aの入院後、兄がほとんど寝ずに大泣きしているらしく、私は心配です」と話している。
　　母親への看護師の対応で適切なのはどれか。〈正答率89.5%〉
1．病室内でAちゃんと兄を面会させてよいと伝える。
2．Aちゃんのことに集中するべきであると伝える。
3．兄と関わる時間を持てるよう母親に帰宅を促す。
4．退院の可否を医師と相談すると伝える。

□□ ［問題105］入院4日、Aちゃんは解熱し活気が出てきた。翌日、看護師がAちゃんを観察すると、手指の先端から皮膚が膜のように薄くむけていた。
　　この所見に対する看護師のアセスメントで適切なのはどれか。〈正答率77.4%〉
1．γ-グロブリン療法の副作用（有害事象）である。
2．皮膚のツルゴールが低下している。
3．川崎病の回復期の症状である。
4．皮膚科の受診が必要である。

第112回看護国試解説集●さわ研究所編／啓明書房刊

次の文を読み［問題106］［問題107］［問題108］の問いに答えよ。

　Aさん（33歳、初産婦、会社員）は夫と2人で暮らしている。妊娠28週5日、夕方から下腹部に生理痛のような痛みを感じ、少量の性器出血があったため来院した。来院時、子宮口2cm開大、未破水、8分おきに20秒持続する子宮収縮があり、切迫早産と診断された。子宮収縮抑制薬（リトドリン塩酸塩）の点滴静脈内注射と安静による治療が開始された。
threatened premature delivery

□□　[**問題106**] 点滴を開始して30分後に看護師が訪室すると、AさんはFowler〈ファウラー〉位で休んでいた。

　　　このときのAさんの状態で看護師が注意して観察すべき項目はどれか。〈正答率32.6%〉

1．経皮的動脈血酸素飽和度〈SpO₂〉
2．血　圧
3．呼吸数
4．脈　拍

□□　[**問題107**] 切迫早産の症状がなくなり、Aさんは妊娠35週0日で退院した。妊娠36週0日に妊婦健康診査のために来院した。ノンストレステスト〈NST〉を実施中に、「気分が悪い」とナースコールがあり看護師が訪れると、Aさんは仰臥位になっていた。
threatened premature delivery

　　　Aさんへの対応で看護師が最初に行うのはどれか。〈正答率81.2%〉

1．医師に報告する。
2．血圧測定を行う。
3．左側臥位にする。
4．酸素吸入を行う。

□□　[**問題108**] Aさんは妊娠36週5日、8時に分娩が開始した。16時30分に子宮口全開大、16時35分に自然破水、18時30分に男児を出産した。分娩時出血量は350mL、児のApgar〈アプガー〉スコアは1分後8点、5分後9点であった。

　　　Aさんの分娩のアセスメントで適切なのはどれか。〈正答率97.8%〉

1．早期産である。
2．異常出血である。
3．前期破水である。
4．新生児仮死である。

次の文を読み［問題109］［問題110］［問題111］の問いに答えよ。

　Aさん（34歳、初産婦）は妊娠39週6日に3,000gの女児を出産した。分娩後の母児の経過は順調である。

　出生後12時間、看護師がAさんの児の観察を行った。児は活気がありバイタルサインは安定しており、排便が認められた。直接授乳を開始している。出生後の排尿回数は4回、排便回数は3回である。

□□［問題109］便の写真を示す。

　　このときのAさんの児の便はどれか。〈正答率76.7%〉

1．A
2．B
3．C
4．D

A．塊りがあり
　　茶色がかった黄色

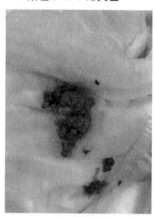

B．粘稠性がある黒緑色

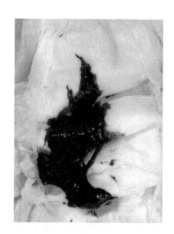

C．泥状で濃い黄色

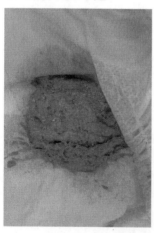

D．泥状で緑色

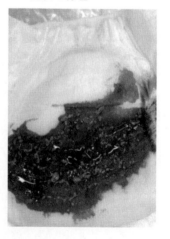

30

□□ [**問題110**] 日齢2。Aさんの児の胎外生活への適応は順調に経過している。哺乳回数は1日8回。Aさんは母乳育児を希望しているが、児に乳頭を吸われると痛いと話しており、左右の乳頭に軽度の発赤が認められる。
　このとき看護師が観察する項目で優先度が高いのはどれか。〈正答率79.9%〉
1．児の体重減少率
2．乳汁の分泌状態
3．乳房の緊満状態
4．ラッチオンの状態

□□ [**問題111**] 日齢4。看護師がAさんの児を観察したところ、バイタルサインは、体温（直腸温）37.3℃、呼吸数55/分、心拍数134/分。経皮ビリルビン20.0mg/dLであった。
　Aさんの児の状態で医師に報告が必要なのはどれか。〈正答率90.3%〉
1．経皮ビリルビン値
2．呼吸数
3．心拍数
4．体　温

第112回看護国試解説集●さわ研究所編／啓明書房刊

次の文を読み［問題112］［問題113］［問題114］の問いに答えよ。

　Aさん（20歳、女性）は境界性人格〈パーソナリティ〉障害の診断を受け、精神科外来に通院
中である。ある日、人間関係のトラブルから処方されていた睡眠薬を過量服薬して自殺企図をし
たところを家族に発見され、救命救急センターに搬送された。
borderline personality disorder

□□［問題112］Aさんは救急外来で治療を受け会話ができるまでに回復した。
　　　　Aさんへの看護師の最初の対応で適切なのはどれか。〈正答率91.3%〉
　1．過量服薬した場面の振り返りを促す。
　2．現在の希死念慮の有無について確認する。
　3．大量の睡眠薬を飲まずに残していた理由を追及する。
　4．Aさんと看護師の間で二度と過量服薬しないと約束する。

□□［問題113］Aさんは身体的な治療を受けた後、精神科病棟に入院することになった。入院
　　　　3日の22時、Aさんがハサミを貸してほしいとナースステーションに来た。日勤の看護師が
　　　　いる時間帯のみ付き添いでハサミの貸出が可能という主治医からの指示を伝えると「看護師
　　　　Bは貸してくれたのに。こんなひどい対応をする看護師はあなただけだ」と話し、その場を
　　　　動かない。
　　　　このときのAさんへの対応で適切なのはどれか。〈正答率55.2%〉
　1．ハサミの使用目的を聞く。
　2．看護師付き添いのもとハサミを貸し出す。
　3．看護師Bが誤った対応をしたと説明する。
　4．Aさんの行動が心配なので貸し出せないと伝える。

□□［問題114］入院1週、Aさんは看護師ごとに言動や態度を変えることが多く、病棟ではA
　　　　さんに対して共感を示す看護師と、拒否的な態度を示す看護師に分かれてしまった。そのため、
　　　　病棟の看護師はチームでの対応についてカンファレンスを行った。
　　　　Aさんへの看護師のチームとしての対応で適切なのはどれか。〈正答率71.7%〉
　1．Aさんと看護師が関わる頻度を減らす。
　2．Aさんに共感を示す看護師に担当を固定する。
　3．Aさんに対する感情を看護師同士で表出しないように統一する。
　4．Aさんの行動が患者－看護師関係にもたらす影響について評価する。

次の文を読み［問題115］［問題116］［問題117］の問いに答えよ。

　Aちゃん（6歳、男児）は父親（50歳、会社員）、母親（48歳）、姉（11歳）と4人で暮らしている。Duchenne〈デュシェンヌ〉型筋ジストロフィーで身体障害者手帳（肢体不自由1級）が交付されている。喀痰吸引、胃瘻による経管栄養が必要で、訪問看護を週に2回利用している。まばたきの回数で「はい」と「いいえ」の意思表示はできるが、視線や上肢の動きには誤動作もあり、構音障害もあるため家族以外では意思の判断が難しい。また、手指での細かい操作はできない。Aちゃんは次年度から姉と同じ小学校の特別支援学級に通い、通常の学級の児童と交流の予定がある。

□□ **［問題115］** 入学時に担任がAちゃんの意思を確認する方法で最も適切なのはどれか。

〈正答率90.8%〉

1. 五十音の文字盤を用いてAちゃんが指でさした文字を1文字ずつ読み取る。
2. 視線で入力できる意思伝達装置を用いてAちゃんに文字を入力してもらう。
3. 閉じた質問〈closed question〉をしてAちゃんのまばたきの回数を確認する。
4. 感情を絵で表現したカードを見せてAちゃんが指でさしたカードを確認する。

□□ **［問題116］** Aちゃんが小学校に入学して6か月が経過した。小学校への送迎は母親が行っており、学内での喀痰吸引や経管栄養の注入は小学校に配置されている看護師が行っている。Aちゃんは体調も安定しており、小学校での生活にも慣れてきた。Aちゃんの母親は「夫は朝早く出勤し、長女もまだ小さく、Aを小学校に連れて行くまで忙しくて大変です」と訪問看護師に話した。訪問看護師は保健所の保健師に相談し、Aちゃん宅で家族も含めてAちゃんが利用できる支援サービスを検討することにした。

　Aちゃんと家族に利用を勧める支援サービスで適切なのはどれか。〈正答率56.4%〉

1. 児童発達支援
2. 重度訪問介護
3. 放課後等デイサービス
4. 短期入所〈ショートステイ〉

□□ **［問題117］** Aちゃんは入学して1度も入院することなく2年生になった。Aちゃんの母親はケアに必要な物品を学校の看護師に渡す際に「Aは学校に通うようになり、お友達が増えて本当によかったと思います。それに比べて私は仕事をしていないし、Aに友達ができた喜びや日々の苦労を理解してもらえる友達がいません。Aの同級生の親には年齢が近くて話しやすい人がいません」と話した。

　Aちゃんの母親への提案で最も適切なのはどれか。〈正答率98.3%〉

1. 「学校の行事に参加してみませんか」
2. 「短時間でも仕事を始めてはいかがですか」
3. 「お姉ちゃんのお友達の親に話しかけてみませんか」
4. 「障害のある子どもを持つ家族の会に参加してみませんか」

次の文を読み［問題118］［問題119］［問題120］の問いに答えよ。

　Aさん（57歳、男性、無職）は妻（55歳、会社員）と2人で暮らしている。Aさんは、飲酒が原因で仕事での遅刻や無断欠勤が続いたため1年前に職場を解雇された。その後も朝から自宅で飲酒する生活が続き、体調が悪化したため受診し、アルコール性肝硬変とアルコール依存症と診断された。医師から断酒を指導されていたが実行できず通院していなかった。

　Aさんは最近、倦怠感が強く食欲がなく、1週前から飲酒もできなくなった。妻に付き添われて受診した際、外来のトイレで吐血し倒れ食道静脈瘤破裂と診断され入院した。

　身体所見：呼びかけに応じるが反応が遅い。腹水や浮腫はない。手指の振戦はない。体温
　　　　　　37.0℃、呼吸数22/分、脈拍98/分、整、血圧92/50mmHg、経皮的動脈血酸素飽
　　　　　　和度〈SpO₂〉98％（room air）。

□□［問題118］入院時、Aさんへの看護師の対応で適切なのはどれか。〈正答率67.5％〉
　1．上半身を挙上する。
　2．身体を側臥位にする。
　3．頭部の冷罨法を行う。
　4．酸素療法の準備をする。

□□［問題119］入院当日、Aさんは緊急に内視鏡的治療を受けた。入院7日、Aさんは食道静脈瘤の治療のため、食道静脈瘤硬化療法を受けることになった。治療前のバイタルサインは、体温36.7℃、呼吸数16/分、脈拍72/分、整、血圧126/70mmHgである。検査所見は、血小板15万/μL、プロトロンビン時間〈PT〉10秒85％である。入院後は吐血していない。

　Aさんが食道静脈瘤硬化療法を受けた直後に注意すべき症状はどれか。〈正答率83.1％〉
　1．下　血
　2．胸部痛
　3．皮下出血
　4．手指の振戦

□□［問題120］Aさんは食道静脈瘤硬化療法を終えて、アルコール依存症の治療を受けるために精神科病院に転院した。

　転院して2か月、病棟ではAさんの退院に向けた話し合いが進められている。Aさんは「退院した後にお酒をやめられるか自信がない。体力が落ちており、何もしていないとお酒を飲んでしまいそうです」と悩みを打ち明けた。

　Aさんへの看護師の声かけで適切なのはどれか。〈正答率99.4％〉
　1．「断酒をする意思を強く持ちましょう」
　2．「肝硬変があるので、今は安静が必要です」
　3．「入院中も飲酒をやめられているので大丈夫です」
　4．「アルコールの問題で悩んでいる人たちとの話し合いに参加してみましょう」

第112回看護師国家試験 問題

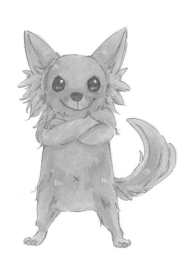

午後問題

□□ **[問題1]** 令和元年（2019年）の０歳男児の平均余命はどれか。〈正答率94.8%〉
1. 78.4年
2. 81.4年
3. 84.4年
4. 87.4年

□□ **[問題2]** 健康日本21（第二次）における１日の塩分摂取量の目標値で正しいのはどれか。

〈正答率92.7%〉

1. 6.0g
2. 8.0g
3. 10.0g
4. 12.0g

□□ **[問題3]** 循環式浴槽の水質汚染で発症するのはどれか。〈正答率97.9%〉
1. コレラ
cholera
2. Ａ型肝炎
hepatitis A
3. レジオネラ肺炎
legionella pneumonia
4. 後天性免疫不全症候群〈AIDS〉
acquired immunodeficiency syndrome

□□ **[問題4]** 国民健康保険に加入している自営業者（40歳）の医療費の一部負担金の割合はどれか。〈正答率98.8%〉
1. 1割
2. 2割
3. 3割
4. 4割

□□ **[問題5]** 看護師は正当な理由がなく、その業務上知り得た人の秘密を漏らしてはならないと規定している法律はどれか。〈正答率98.7%〉
1. 刑法
2. 医療法
3. 保健師助産師看護師法
4. 看護師等の人材確保の促進に関する法律

□□ **[問題6]** 大泉門が閉鎖する時期に最も近いのはどれか。〈正答率97.3%〉
1. 6か月
2. 1歳6か月
3. 2歳6か月
4. 3歳6か月

午後問題

□□ ［**問題7**］ 正期産の新生児が生理的体重減少によって最低体重になるのはどれか。

〈正答率93.6%〉

1．生後 3 ～ 5 日
2．生後 8 ～10日
3．生後13～15日
4．生後18～20日

□□ ［**問題8**］ エリクソンが提唱する発達理論において、学童期に達成すべき心理社会的課題は
Erikson,E.H.
どれか。〈正答率97.3%〉

1．親密　対　孤立
2．自律性　対　恥・疑惑
3．勤勉性　対　劣等感
4．自我同一性〈アイデンティティ〉の確立　対　自我同一性〈アイデンティティ〉の拡散

□□ ［**問題9**］ 家族成員の最少人数はどれか。〈正答率69.5%〉

1．4　人
2．3　人
3．2　人
4．1　人

□□ ［**問題10**］ 地域保健法に規定されている市町村保健センターの業務はどれか。〈正答率78.4%〉

1．病気の治療
2．住民の健康診査
3．看護師免許申請の受理
4．専門的で広域的な健康課題への対応

□□ ［**問題11**］ 副交感神経の作用で正しいのはどれか。〈正答率94.9%〉

1．瞳孔散大
2．気管支拡張
3．心拍数の増加
4．消化液分泌の促進

□□ ［**問題12**］ 心臓の刺激伝導系で最初の興奮部位はどれか。〈正答率97.8%〉

1．洞房結節
2．房室結節
3．His〈ヒス〉束
4．Purkinje〈プルキンエ〉線維

第112回看護国試解説集●さわ研究所編／啓明書房刊

□□ **[問題13]** 成人の正常な赤血球の説明で正しいのはどれか。〈正答率96.3%〉
1．球状の細胞である。
2．腎臓で破壊される。
3．寿命は約60日である。
4．酸素の輸送を担っている。

□□ **[問題14]** チアノーゼとは（　）の絶対量が増加して5g/dL以上になり、皮膚や粘膜が紫から青紫色を示す状態のことをいう。
（　）に入るのはどれか。〈正答率98.6%〉
1．ビリルビン
2．ヘモグロビン
3．ヘモグロビンA1c〈HbA1c〉
4．脱酸素化ヘモグロビン〈還元ヘモグロビン〉

□□ **[問題15]** 飛沫感染するのはどれか。〈正答率99.4%〉
1．疥癬
scabies
2．破傷風
tetanus
3．デング熱
dengue fever
4．インフルエンザ
influenza

□□ **[問題16]** モルヒネの副作用（有害事象）はどれか。〈正答率97.1%〉
1．出血
2．難聴
3．便秘
4．骨髄抑制

□□ **[問題17]** 上腕動脈で行う聴診法による血圧測定で適切なのはどれか。〈正答率96.8%〉
1．成人では9〜10cm幅のマンシェットを用いる。
2．マンシェットの下端と肘窩が重なるように巻く。
3．マンシェットの装着部位と心臓が同じ高さになるようにする。
4．マンシェットと腕の間に指が3、4本入る程度の強さで巻く。

□□ **[問題18]** グリセリン浣腸を準備する際の浣腸液の温度で適切なのはどれか。〈正答率94.8%〉
1．20℃
2．30℃
3．40℃
4．50℃

第112回看護国試解説集●さわ研究所編／啓明書房刊

□□ **[問題19]** 不活動状態が持続することで生じるのはどれか。〈正答率99.7%〉
1. 廃用症候群
   disuse syndrome
2. 緊張病症候群
   catatonia syndrome
3. 慢性疲労症候群
   chronic fatigue syndrome
4. シックハウス症候群
   sick house syndrome

□□ **[問題20]** 入浴の援助で正しいのはどれか。〈正答率99.4%〉
1. 入浴前後は水分制限をする。
2. 入浴時の湯温は45℃とする。
3. 脱衣室と浴室の温度差を小さくする。
4. 浴室に入り、始めに浴槽に浸かるように促す。

□□ **[問題21]** 成人の気道の異物除去を目的とするのはどれか。〈正答率91.5%〉
1. 胸骨圧迫
2. 人工呼吸
3. 頭部後屈顎先挙上法
4. 腹部圧迫法〈Heilich〈ハイムリック〉法〉

□□ **[問題22]** 看護師が行う処置で滅菌手袋を使用すべきなのはどれか。〈正答率98.3%〉
1. 筋肉内注射
2. 口腔内吸引
3. ストーマパウチの交換
4. 尿道カテーテルの挿入

□□ **[問題23]** 静脈血採血の穿刺時の皮膚に対する針の適切な刺入角度はどれか。〈正答率96.8%〉
1. 15〜20度
2. 35〜40度
3. 55〜60度
4. 75〜80度

□□ **[問題24]** 成人の一次救命処置〈BLS〉における胸骨圧迫の速さ（回数）で正しいのはどれか。
〈正答率95.8%〉
1. 40〜 60回/分
2. 70〜 90回/分
3. 100〜120回/分
4. 130〜150回/分

□□ [問題25] 腹部前面を図に示す。

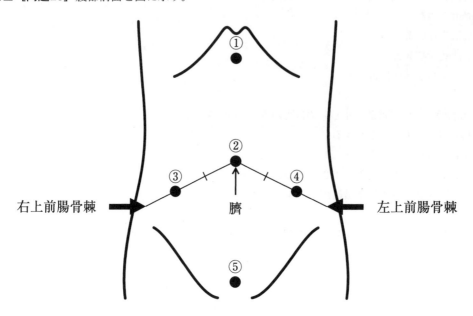

McBurney〈マックバーニー〉圧痛点はどれか。〈正答率93.6%〉

1. ①
2. ②
3. ③
4. ④
5. ⑤

□□ [問題26] 心周期に伴う心臓の変化で、収縮期の初期には心室の容積は変わらずに内圧が上昇していく。

　このときの心臓で正しいのはどれか。〈正答率13.9%〉

1. 僧帽弁は開いている。
2. 大動脈弁は開いている。
3. 左心室の容積は最小である。
4. 左心室の内圧は大動脈圧よりも低い。

□□ [問題27] リンパの流れで正しいのはどれか。〈正答率54.6%〉

1. 成人の胸管を流れる量は1日約10Lである。
2. 右上半身のリンパは胸管に流入する。
3. 中枢から末梢への一方向に流れる。
4. 筋運動を行うと流量は増加する。

第112回看護国試解説集●さわ研究所編／啓明書房刊

□□ [問題28] 肥大型心筋症について正しいのはどれか。〈正答率48.3%〉
hypertrophic cardiomyopathy
1．ウイルス感染が主な病因である。
2．拡張障害が問題となる。
3．左室内腔は拡大する。
4．弁膜に肥厚を認める。

□□ [問題29] 歯周病について正しいのはどれか。〈正答率77.2%〉
periodontal disease
1．原因はウイルス感染が多い。
2．発症の直接因子として飲酒がある。
3．真性ポケットが形成される歯周炎を含む。
periodontitis
4．破壊が歯槽骨まで及んでいるのは歯肉炎である。
gingivitis

□□ [問題30] 帯状疱疹について正しいのはどれか。〈正答率58.5%〉
herpes zoster
1．運動神経麻痺は生じない。
2．感染の既往として水痘がある。
varicella
3．ウイルスは発症後1か月で消滅する。
4．単純ヘルペスウイルスの感染が原因である。

□□ [問題31] 令和2年度（2020年度）の家族に関する調査で正しいのはどれか。〈正答率73.1%〉
1．人口動態調査では合計特殊出生率が1.54である。
2．労働力調査では共働き世帯が専業主婦世帯より少ない。
3．人口動態調査では結婚後5年未満の離婚が約半数である。
4．雇用均等基本調査では男性の育児休業取得率が12.65％である。

□□ [問題32] 生活保護法の扶助の種類とその内容の組合せで正しいのはどれか。〈正答率86.7%〉
1．医療扶助 ——— 医療にかかる費用
2．教育扶助 ——— 高等学校以上の教育にかかる費用
3．住宅扶助 ——— 住宅の購入にかかる費用
4．出産扶助 ——— 新生児の育児用品にかかる費用

□□ [問題33] 健康に関する指標の記述で正しいのはどれか。〈正答率34.3%〉
1．罹患率が高い疾患は有病率が高くなる。
2．推計患者数には助産所を利用した者を含む。
3．受療率は人口10万人に対する推計患者数である。
4．平均在院日数は調査時点で入院している者の在院日数の平均である。

□□ **[問題34]** 介護保険法と社会福祉士及び介護福祉士法に基づき、介護福祉士が一定の条件を満たす場合に実施できる医行為はどれか。〈正答率95.6%〉
1. 摘　便
2. 喀痰吸引
3. 血糖測定
4. インスリン注射

□□ **[問題35]** 聴診器のチェストピース部のベル型で聴取するのが適切なのはどれか。

〈採点除外問題〉
1. 心雑音
2. 腸蠕動音
3. 胸膜摩擦音
4. 気管支肺胞音

□□ **[問題36]** 針刺し事故を防止する方法で適切なのはどれか。〈正答率56.9%〉
1. 採血時に手袋を着用する。
2. 採血部位をアルコールで消毒する。
3. 抜針した採血針はキャップをして破棄する。
4. 針専用の廃棄容器は容量が8割程度に達したら処分する。

□□ **[問題37]** 安楽な姿勢を保持する体位と枕を挿入する位置の組合せで適切なのはどれか。

〈正答率53.2%〉
1. Sims〈シムス〉位 ── 腰背部
2. 側臥位 ──────── 胸腹部
3. 半座位 ──────── 前胸部
4. 腹臥位 ──────── 膝窩部

□□ **[問題38]** 便の性状と原因の組合せで正しいのはどれか。〈正答率90.3%〉
1. 灰白色便 ──────── Crohn〈クローン〉病 Crohn disease
2. 鮮紅色便 ──────── 鉄剤の内服
3. タール便 ──────── 上部消化管出血
4. 米のとぎ汁様便 ─── 急性膵炎 acute pancreatitis

午後問題

□□ [問題39] 患者の足底と杖をつく位置を図に示す。

A

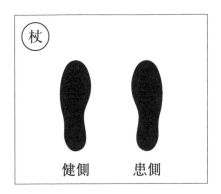

B

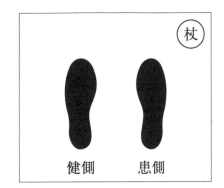

C

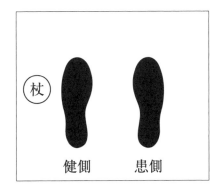

D

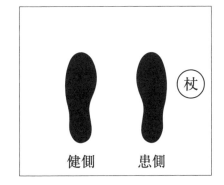

　両上肢の動きに制限がなく、右下肢に軽度の筋力低下がある患者の三点歩行で、歩き始めの杖の位置が適切なのはどれか。〈正答率30.9%〉

1．A
2．B
3．C
4．D

□□ [問題40] 創傷治癒の成熟期の状態はどれか。〈正答率51.2%〉

1．マクロファージが創内を清浄化する。
2．基底細胞が創面を覆う。
3．肉芽組織を形成する。
4．瘢痕を形成する。

□□ **[問題41]** 成人への与薬方法で正しいのはどれか。〈正答率89.1%〉

1．筋肉内注射は大殿筋に行う。
2．坐薬は肛門から1cm挿入する。
3．バッカル錠は、かんでから飲み込む。
4．点眼薬は下眼瞼結膜の中央に滴下する。

□□ **[問題42]** 成人に対する自動体外式除細動器〈AED〉の使用で正しいのはどれか。

〈正答率99.3%〉

1．胸部が濡れている場合は電極パッドを貼る前に拭き取る。
2．電極パッドは左前胸部に並べて貼る。
3．心電図の解析中にも胸骨圧迫を継続する。
4．心拍が再開されたら電極パッドを直ちにはがす。

□□ **[問題43]** 経皮的動脈血酸素飽和度〈SpO_2〉の測定値に影響を及ぼすのはどれか。

〈正答率98.9%〉

1．頻　脈
2．高血圧
3．高体温
4．末梢循環不全

□□ **[問題44]** 仰臥位で手術を受けた患者が術後に上肢の薬指と小指のしびれを訴えた。
しびれの原因として考えられるのはどれか。〈正答率10.5%〉

1．頸部の伸展
2．前腕の回内
3．肩関節の内旋
4．肘関節の伸展

□□ **[問題45]** Aさん（58歳）は筋萎縮性側索硬化症〈ALS〉で在宅療養をしている。嚥下機能
amyotrophic lateral sclerosis
の低下が進行したため入院し、胃瘻の造設が検討されているが、経口摂取の継続を希望して
いる。
看護師が連携する職種で優先度が高いのはどれか。〈正答率97.4%〉

1．言語聴覚士
2．作業療法士
3．理学療法士
4．介護支援専門員

午後問題

□□ **[問題46]** 臨死期にある患者の家族から「のどがゴロゴロと鳴っていて苦しんでいます。この苦痛をとってあげたい」と相談された。看護師が、呼吸音を聴取すると咽頭に雑音を認めた。
　患者の苦痛を緩和するための対応で適切なのはどれか。〈正答率27.7%〉
1．顔を横に向ける。
2．気管支拡張薬を用いる。
3．口腔内をガーゼで拭く。
4．雑音が消失するまで吸引する。

□□ **[問題47]** 成人の気管支喘息に対する副腎皮質ステロイド薬の吸入で正しいのはどれか。
bronchial asthma
〈正答率94.2%〉
1．糖尿病の患者への投与は禁忌である。
diabetes mellitus
2．副作用（有害事象）に不整脈がある。
3．重積発作の際に使用する。
4．吸入後は含嗽を促す。

□□ **[問題48]** Aさん（43歳、男性）は胆道狭窄のため内視鏡的逆行性胆管膵管造影〈ERCP〉検査を受けた。検査後に心窩部痛が出現したため血液検査を行い、禁食、抗菌薬および蛋白分解酵素阻害薬による治療を行うことになった。
　血液検査の項目でAさんに生じた合併症を判断できるのはどれか。〈正答率79.3%〉
1．アミラーゼ〈AMY〉
2．アルブミン〈Alb〉
3．カリウム〈K〉
4．クレアチンキナーゼ〈CK〉

□□ **[問題49]** パッチテストで皮膚反応を観察するタイミングはどれか。〈正答率15.6%〉
1．12時間後
2．24時間後
3．36時間後
4．48時間後

□□ **[問題50]** シクロホスファミドを投与している患者で注意が必要なのはどれか。〈正答率24.4%〉
1．緑内障
glaucoma
2．間質性肺炎
interstitial pneumonia
3．歯肉の肥厚
4．出血性膀胱炎
hemorrhagic cystitis

□□ **[問題51]** ヒトパピローマウイルス〈HPV〉検査の説明で正しいのはどれか。〈正答率55.4%〉
1.「子宮頸部の細胞をこすり取って検査します」
2.「HPVワクチンを接種した人が対象です」
3.「陽性であれば子宮頸癌と診断されます」
　　　cancer of the uterine cervix
4.「HPV抗原検査も同時に行います」

□□ **[問題52]** 令和元年（2019年）の国民生活基礎調査における高齢者の健康状態で正しいのはどれか。〈正答率19.5%〉
1. 75歳以上の通院率は約9割である。
2. 65歳以上の半数以上が有訴者である。
3. 65歳以上の外来受療率は年齢が上がるほど高くなる。
4. 65歳以上の自覚症状で男女とも最も多いのは腰痛である。

□□ **[問題53]** 平成30年度（2018年度）の高齢者の住宅と生活環境に関する調査で、高齢者がいる世帯で賃貸住宅に住んでいる世帯の割合が最も多いのはどれか。〈正答率57.6%〉
1. 単身世帯
2. 三世代世帯
3. 夫婦のみの世帯
4. 単身の子どもと同居世帯

□□ **[問題54]** Aさん（80歳、女性）は脳梗塞の後遺症のため要介護5と認定され、治療を終え
　　　　　　　　　　　　　　　cerebral infarction
て退院することになった。Aさんの息子の妻が「義母が退院したら同居して、私が初めて介護することになります」と不安そうに看護師に話しかけてきた。
　このときの看護師の対応で適切なのはどれか。〈正答率99.5%〉
1.「介護は楽しいですよ」
2.「介護にはすぐに慣れますよ」
3.「家族で介護できるよう頑張りましょう」
4.「介護についてどのような思いがありますか」

□□ **[問題55]** 子どもの発達で正しいのはどれか。〈正答率89.3%〉
1. 発達は急速な時期と緩慢な時期がある。
2. 原始反射は生後6〜12か月にみられる。
3. 基本的な運動発達は脚部から上方へ向かう。
4. 新生児期は遺伝よりも環境因子の影響が大きい。

□□ **[問題56]** 乳歯について正しいのはどれか。〈正答率59.7%〉
1. 永久歯より石灰化度が高い。
2. 生後8か月に生えそろう。
3. 胎児期に石灰化が始まる。
4. 本数は永久歯と同じである。

午後問題

□□ **[問題57]** 子どもの平行遊びで正しいのはどれか。〈正答率72.6%〉
1. 3歳ころまでの主要な遊びである。
2. 他の子どもが遊ぶ様子を見て楽しむ。
3. リーダーの存在や役割の分担がある。
4. 他の子どもとおもちゃの貸し借りを行う。

□□ **[問題58]** 母体保護法に規定されているのはどれか。〈正答率92.9%〉
1. 産後の休業
2. 妊娠中の女性の危険有害業務の就業制限
3. 妊娠したことを理由とした不利益な取扱いの禁止
4. 経済的理由により母体の健康を著しく害するおそれのある場合の人工妊娠中絶

□□ **[問題59]** 閉経について正しいのはどれか。〈正答率93.4%〉
1. 閉経すると腟の自浄作用が低下する。
2. 閉経後はエストロゲン分泌が増加する。
3. 日本人の閉経の平均年齢は55歳である。
4. 10か月の連続した無月経の確認で診断される。

□□ **[問題60]** 妊娠に伴う母体の生理的変化とその時期の組合せで正しいのはどれか。

〈正答率63.8%〉

1. 体温が低下する。 ──────── 妊娠 5 週ころ
2. 乳房が緊満する。 ──────── 妊娠15週ころ
3. つわりが軽減する。 ──────── 妊娠11週ころ
4. 循環血液量が最大になる。 ──────── 妊娠32週ころ

□□ **[問題61]** 産褥期の生理的変化で正しいのはどれか。〈正答率94.4%〉
1. 児が乳頭を吸啜することによってオキシトシンが分泌される。
2. 子宮が非妊時の大きさに戻るのは分娩後約2週である。
3. 分娩後は一時的に尿量が減少する。
4. プロゲステロンが増加する。

□□ **[問題62]** 大規模災害が発生し、被災した住民は自治体が設置した避難所に集まり避難生活を始めた。発災3日、自治体から派遣された看護師は避難所の片隅で涙ぐんでいるAさんへの関わりを始めた。Aさんは「悲しい気持ちが止まりません」と話している。
　このときのAさんへの看護師の発言で適切なのはどれか。〈正答率99.1%〉
1. 「災害以外のことを何か考えましょう」
2. 「あなたの悲しい気持ちは乗り越えられるものですよ」
3. 「悲しい気持ちが止まらないのは異常なことではないですよ」
4. 「みんなが大変なのですからAさんも元気を出してください」

第112回看護国試解説集●さわ研究所編／啓明書房刊

□□ [問題63] 精神病床に入院し、身体的拘束が必要となる攻撃性の高い精神疾患患者のケアで正しいのはどれか。〈正答率65.8%〉

1．心的外傷〈トラウマ〉体験を想定して支援を行う。

2．患者が暴力行為に及んだ場合は積極的に反省を促す。

3．患者の攻撃性が収まるまで疾患や治療の教育を行うことは避ける。

4．患者の身体的拘束が解除されてから病棟のスケジュールの説明を行う。

□□ [問題64] 一般の事業所や企業に就労を希望する精神障害者に対して行う支援で、24か月間を原則として就職に必要な訓練や求職活動を行うのはどれか。〈正答率87.0%〉

1．就労移行支援

2．自立生活援助

3．ピアサポート

4．就労継続支援A型

□□ [問題65] Aさん（70歳、男性）は神経因性膀胱のため、膀胱留置カテーテルを挿入し在宅
neurogenic bladder
療養を開始することになった。

　　Aさんが行う膀胱留置カテーテルの管理で適切なのはどれか。〈正答率83.2%〉

1．外出前に蓄尿バッグの尿を廃棄する。

2．カテーテルは大腿の内側に固定する。

3．蓄尿バッグに遮光カバーをかぶせる。

4．カテーテルと蓄尿バッグの接続は外さない。

□□ [問題66] Aさん（88歳、女性、要介護1）は長女（58歳、会社員）と2人暮らしで、胃瘻を造設し訪問看護を利用している。看護師の訪問時、Aさんは頭痛、嘔気を訴え、ベッドに横になっていた。バイタルサインは、体温37.6℃、呼吸数24/分、脈拍96/分、整、血圧102/76mmHg、口唇が乾燥している。室温は30℃である。長女に連絡し、かかりつけ医に往診を依頼することにした。

　　医師が到着するまでの訪問看護師の対応で適切なのはどれか。〈正答率59.9%〉

1．頭を高くする。

2．腋窩を冷やす。

3．水を飲ませる。

4．中枢から末梢に下肢をマッサージする。

□□ [問題67] 指定訪問看護ステーションについて正しいのはどれか。〈正答率91.3%〉

1．看護職員以外は配置できない。

2．緊急時用の薬剤の保管が義務付けられている。

3．訪問看護指示書に基づいて療養者のケアを行う。

4．従事する看護職員は5年以上の臨床経験が必要である。

午後問題

□□ [問題68] Aさん（63歳、男性）は妻と2人暮らしで、肺癌の終末期で在宅医療を受けて医療用麻薬を使用中である。看護師が訪問したとき、Aさんは椅子に座って咳をしながら苦痛に耐えている様子であった。妻は「レスキュー薬が効くまでは苦しそうなので、何か私にできることはありますか」と訪問看護師に尋ねた。
　　このときの訪問看護師の妻への対応で適切なのはどれか。〈正答率98.8%〉
1．救急車を要請するよう提案する。
2．Aさんを仰臥位にする介助方法を指導する。
3．Aさんの背中をさすりながら傍にいるよう勧める。
4．一度に2倍量のレスキュー薬の服用を試すよう説明する。

□□ [問題69] A病院の組織図を示す。

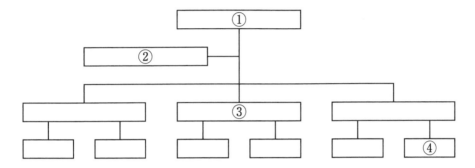

　　医療安全管理を担う部門が横断的に活動する位置はどれか。〈正答率96.4%〉
1．①
2．②
3．③
4．④

□□ [問題70] 医療法に基づき医療機関が医療の安全を確保する目的で行うのはどれか。

〈正答率68.7%〉

1．医療安全支援センターを設置する。
2．医療安全管理者養成研修を実施する。
3．医療の安全を確保するための指針を策定する。
4．医療安全管理のために必要な研修を2年に1回実施する。

□□ [問題71] 災害時の医療を支える体制で正しいのはどれか。〈正答率85.5%〉
1．地域災害拠点病院は市町村が指定する。
2．災害対策基本法に防災計画の作成が規定されている。
3．トリアージは救命困難な患者の治療を優先するために行う。
4．災害派遣医療チーム〈DMAT〉は被災地域の精神科医療および精神保健活動を専門的に行う。

[問題72] Ａさん（58歳、男性）は外国籍の妻（40歳）と10年前に結婚し、２人で暮らしている。虚血性心疾患と診断され、外来看護師による生活指導を妻と一緒に受けることになった。初回の面談で、Ａさんは「10年間で体重が10kg増えました。妻の母国の習慣で味が濃いおかずや揚げ物とご飯を１日に何度も食べています。最近、２人とも運動をしなくなりました」と話した。
ischemic heart disease

このときの外来看護師のＡさんと妻への最初の対応で適切なのはどれか。〈正答率98.0%〉

1．生活習慣の改善についてＡさんと妻に考えを聞く。
2．食事は１日３回までにするよう指導する。
3．毎日１時間のウォーキングを提案する。
4．料理教室に通うことを勧める。

[問題73] 上肢の運動を図に示す。

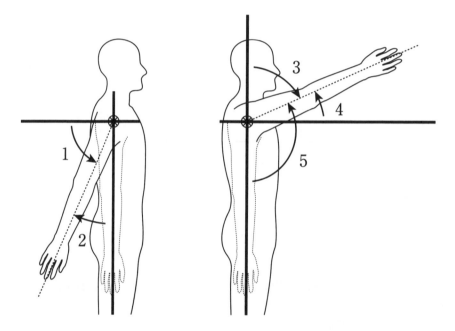

肩関節の屈曲の可動域測定で正しいのはどれか。〈正答率76.6%〉

1．1
2．2
3．3
4．4
5．5

□□ **[問題74]** 細菌が体内に初めて侵入したときに最初に産生される免疫グロブリンはどれか。

〈正答率62.1%〉

1．IgA
2．IgD
3．IgE
4．IgG
5．IgM

□□ **[問題75]** 膀胱の蓄尿と排尿反射で正しいのはどれか。〈正答率78.3%〉
1．排尿中枢はホルモンによって制御される。
2．排尿反射は交感神経を介して起こる。
3．蓄尿時に内尿道括約筋は収縮する。
4．排尿時に外尿道括約筋は収縮する。
5．蓄尿時に排尿筋は収縮する。

□□ **[問題76]** 全身性エリテマトーデス〈SLE〉でプレドニゾロンを長期間服用している成人女
　　systemic lupus erythematosus
　　性の患者で、血中濃度が顕著に低下しているのはどれか。〈正答率49.7%〉
1．インスリン
2．甲状腺ホルモン
3．エストラジオール
4．副甲状腺ホルモン〈PTH〉
5．副腎皮質刺激ホルモン〈ACTH〉

□□ **[問題77]** 心電図検査の胸部誘導で電極を第4肋間胸骨右縁に装着するのはどれか。

〈正答率35.7%〉

1．I
2．V_1
3．V_2
4．V_4
5．aV_R

□□ **[問題78]** プリン体の代謝産物である尿酸で正しいのはどれか。〈正答率40.4%〉
1．下肢末端は温度が下がるので結晶化しやすい。
2．男性ホルモンによって腎排泄が増加する。
3．激しい運動で産生が減少する。
4．利尿薬によって排泄される。
5．肝臓で分解される。

□□ [問題79] 血液透析について正しいのはどれか。〈正答率87.6%〉
1. 合併症は腹膜炎が多い。
　　　　　　 peritonitis
2. 食事はカルシウムを制限する。
3. 導入初期には不均衡症候群が起こる。
　　　　　　　　 disequilibrium syndrome
4. 導入の原因疾患はIgA腎症が最も多い。
　　　　　　　　　　 IgA nephropathy
5. 透析に用いる半透膜はタンパク質が通過する。

□□ [問題80] 成人に経鼻経管栄養の胃管を挿入する方法で適切なのはどれか。〈正答率68.9%〉
1. 無菌操作で行う。
2. 挿入時、患者の体位は仰臥位にする。
3. 胃管が咽頭に達するまで頸部を前屈してもらう。
4. 胃管が咽頭に達したら嚥下を促す。
5. 水を注入して胃管の先端が胃内に到達したことを確認する。

□□ [問題81] 介護保険サービスを利用して購入できるのはどれか。〈正答率38.3%〉
1. 簡易浴槽
2. 特殊寝台
3. 体位変換器
4. 移動用リフト
5. 取り付け工事を伴わないスロープ

□□ [問題82] 標準的な成長をしている正期産児の身長が出生時の約2倍になるのはどれか。

〈正答率72.4%〉

1. 生後6か月
2. 生後12か月
3. 2　歳
4. 4　歳
5. 6　歳

□□ [問題83] 女子の第二次性徴に最も関与するホルモンはどれか。〈正答率95.2%〉
1. エストロゲン
2. オキシトシン
3. 成長ホルモン
4. 甲状腺ホルモン
5. テストステロン

□□ [問題84] Aさん（25歳、女性）は統合失調症と診断され、入院2か月が経過した。食事や
水分の摂取、トイレ歩行は1人でできる。歯磨き、入浴への関心はあまりない。幻聴が聞こ
えると突然走り出し、壁に頭をぶつけている。日中はホールで過ごし、自分から他の患者と
交流はしない。
　　Aさんのセルフケアのアセスメントで優先度が高いのはどれか。〈正答率71.8%〉
1．排　泄
2．個人衛生
3．安全を保つ能力
4．活動と休息のバランス
5．孤独と付き合いのバランス

□□ [問題85] 薬物血中濃度モニタリング〈TDM〉の実施が必要な薬物はどれか。2つ選べ。
〈正答率81.8%〉
1．ヘパリン
2．インスリン
3．ジギタリス
4．炭酸リチウム
5．ニトログリセリン

□□ [問題86] 高齢者の睡眠で正しいのはどれか。2つ選べ。〈正答率89.8%〉
1．単相性の睡眠になる。
2．浅い眠りが少なくなる。
3．総睡眠時間が延長する。
4．中途覚醒の回数が増加する。
5．入眠するまでに時間がかかる。

□□ [問題87] 高齢者の血液検査の結果で成人の基準値と比較して値が高くなるのはどれか。2
つ選べ。〈正答率55.3%〉
1．血小板数
2．尿素窒素
3．白血球数
4．食後血糖値
5．AST〈GOT〉

□□ [問題88] 精神保健における三次予防はどれか。2つ選べ。〈正答率45.5%〉
1．うつ病患者のリワーク支援を行う。
2．災害時の精神的支援を行うボランティアを育成する。
3．自殺企図をして未遂だった人の希死念慮を確認する。
4．精神障害者の長期入院による自発性の低下を予防する。
5．統合失調症のアンチ・スティグマ・キャンペーンを行う。

53

午後問題

□□ ［**問題89**］ Aちゃん（小学4年生、女児）は父親（40歳、会社員）、母親（40歳、会社員）、弟（小学2年生）と4人で暮らしている。交通事故で頸髄損傷となり、訪問看護を利用して在宅療養を開始した。Aちゃんはこれまで通っていた小学校に継続して通学することを希望している。

Aちゃんの家族への看護師の対応で適切なのはどれか。**2つ選べ。**〈正答率95.1%〉

1．特別支援学校に転校するよう勧める。
2．弟の退行現象に注意するよう説明する。
3．Aちゃんが利用できる社会資源を紹介する。
4．Aちゃんのケアは主に母親が行うよう助言する。
5．事故については家族の間で話題にしないよう指導する。

□□ ［**問題90**］ 500Lの酸素ボンベ（14.7MPa充填）の内圧が10MPaを示している。この酸素ボンベを用いて3L/分で酸素吸入を行う。

使用可能な時間は何分か。

ただし、小数点以下の数値が得られた場合は、小数点以下第1位を四捨五入すること。

〈正答率77.6%〉

解答：①　②　③分

①	②	③
0	0	0
1	1	1
2	2	2
3	3	3
4	4	4
5	5	5
6	6	6
7	7	7
8	8	8
9	9	9

次の文を読み〔問題91〕〔問題92〕〔問題93〕の問いに答えよ。

　Aさん（61歳、男性、会社員）はデスクワーク中心の仕事をしている。今朝、職場へ出勤したが、自分の机の位置や同僚の名前が分からない等の見当識障害があり、同僚に付き添われ救急外来を受診した。頭痛、嘔吐、めまいはない。

現病歴：4年前に2型糖尿病と診断され、経口糖尿病薬が開始された。1年前から受診を自己
　　　　type 2 diabetes mellitus
　　　　判断で中断している。

身体所見：身長170cm、体重100kg。体温38.6℃、呼吸数22/分、脈拍112/分、整、血圧
　　　　　108/64mmHg。対光反射（＋）、瞳孔不同（－）。歩行可能。右第1趾に発赤、腫脹、
　　　　　異臭がある。

検査所見：白血球19,200/μL、血糖904mg/dL、Na131mEq/L、K3.4mEq/L、ヘモグロビ
　　　　　ンA1c〈HbA1c〉9.2％、アンモニア49μg/dL、CRP22mg/dL。動脈血液ガス
　　　　　分析pH7.32。血漿浸透圧394mOsm/L。尿ケトン体（±）。

□□ 〔問題91〕Aさんの状態のアセスメントで適切なのはどれか。〈正答率67.8％〉

1. 肝性脳症
2. 小脳出血
3. ケトアシドーシス〈DKA〉
4. 高浸透圧高血糖状態〈HHS〉

□□ 〔問題92〕Aさんはインスリン療法、糖尿病足病変に対する抗菌薬治療で全身状態は改善した。退院へ向けて、看護師はAさんに食事指導をすることにした。
　　　Aさんに勧める1日の摂取カロリーで最も適切なのはどれか。〈正答率49.1％〉

1. 1,400kcal
2. 1,800kcal
3. 2,200kcal
4. 2,600kcal
5. 3,000kcal

□□ 〔問題93〕Aさんの糖尿病足病変の悪化を防ぐ目的で看護師が行う指導で正しいのはどれか。
　　2つ選べ。〈正答率93.9％〉

1. 「靴下を履きましょう」
2. 「月に1回、足を観察してください」
3. 「暖房器具に足を近づけないでください」
4. 「足の傷は痛みが出てから受診してください」
5. 「鶏眼〈うおのめ〉が出来た場合は自分で削ってください」
　　corn

第112回看護国試解説集●さわ研究所編／啓明書房刊

第112回看護国試解説集●さわ研究所編／啓明書房刊

次の文を読み［問題94］［問題95］［問題96］の問いに答えよ。

Ａさん（53歳、女性）は休日に公園を散歩中、階段から落ちて頭部を強打し、意識を消失した状態で病院に救急搬送された。病院到着時のＡさんは開眼せず、声は発しているが理解不能である。痛み刺激には逃れようとする動作がみられる。

□□［問題94］グラスゴー・コーマ・スケール〈GCS〉によるＡさんの意識レベルの評価はどれか。

〈正答率66.8%〉

1．Ｅ１Ｖ１Ｍ２
2．Ｅ１Ｖ２Ｍ４
3．Ｅ２Ｖ２Ｍ２
4．Ｅ４Ｖ５Ｍ５

□□［問題95］Ａさんは右側の急性硬膜外血腫と診断され、緊急開頭手術を受けることになった。
acute epidural hematoma
術前のバイタルサインは、体温37.2℃、呼吸数14/分、脈拍74/分、整。血圧は、搬送時の134/84mmHgから174/66mmHgに上昇し、痛み刺激に対する反応が消失している。

このときのＡさんの瞳孔の状態はどれか。〈厚生労働省より複数の選択肢を正解とした問題〉

〈正答率37.5%〉

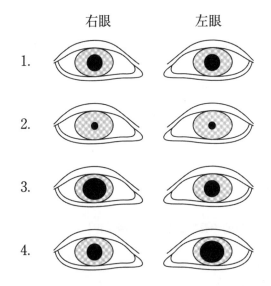

□□［問題96］開頭手術後２日、Ａさんの全身状態は良好で、硬膜外ドレーンの排液も異常所見はなく経過している。看護師が訪室するとＡさんは仰臥位で開眼し、「目が覚めたら病院にいて手術も終えていたので驚きました。今は気分もよいが、寝てばかりで背中が痛くなってきたので体勢を変えたい」と話す。

看護師の対応で適切なのはどれか。〈正答率75.0%〉

1．仰臥位を保持する。
2．頭側を30度挙上する。
3．頭側を60度挙上する。
4．頭側を90度挙上する。

次の文を読み［問題97］［問題98］［問題99］の問いに答えよ。

　Aさん（75歳、男性）は1人暮らしで、妻とは5年前に死別し、子どもはいない。57歳のときに慢性閉塞性肺疾患〈COPD〉と診断された。他に既往はない。20歳から喫煙していたが、今は
chronic obstructive pulmonary disease
禁煙している。エレベーターのないアパートの4階に住んでおり、家事動作時に息苦しさが出現することもあったが、日常生活動作〈ADL〉は自立していた。妻が亡くなってからは食事が不規則になり、インスタント食品ばかり食べていた。入浴はせず、週に1回シャワーを浴びていた。

　1週前から日常生活動作〈ADL〉でも息苦しさが増強し、食欲がなく、ほとんど食事をしていなかったが、ジュースを500mL/日は飲んでいた。昨日の夕方に37.8℃の発熱があったため、本日かかりつけの病院を受診した。

　受診時の身体所見：体温37.6℃、呼吸数24/分、脈拍94/分、整、血圧138/88mmHg、経皮的
　　　　　　　　　　動脈血酸素飽和度〈SpO_2〉82％（room air）。
　　　　　　　　　　動脈血液ガス分析（room air）：動脈血酸素分圧〈PaO_2〉45Torr、動脈
　　　　　　　　　　血二酸化炭素分圧〈$PaCO_2$〉58Torr。

　検査所見：赤血球420万/μL、Hb10.3g/dL、白血球9,500/μL、総蛋白5.8g/dL、アルブミ
　　　　　　ン3.4g/dL、空腹時血糖98mg/dL、CRP10.1mg/dL。

　医師の診察の結果、Aさんは慢性閉塞性肺疾患〈COPD〉の急性増悪と診断された。
chronic obstructive pulmonary disease

□□［問題97］このときのAさんの状態はどれか。〈正答率81.5％〉

1．うつ熱
2．高血圧
3．呼気の延長
4．皮膚の掻痒感

□□［問題98］Aさんは入院し、抗菌薬の点滴静脈内注射と酸素投与が開始された。病棟内の歩
　　　　　　行の許可が出て、食事も全粥食を半分程度は食べることができた。
　　　　　　Aさんに起こりうる症状で最も注意が必要なのはどれか。〈正答率89.2％〉

1．貧　血
2．便　秘
3．高血糖
4．CO_2ナルコーシス

□□［問題99］Aさんは順調に回復したため、退院が決まった。退院後の慢性閉塞性肺疾患
　　　　　　〈COPD〉の治療は、在宅酸素療法〈HOT〉は導入せずに薬物療法を継続することになった。
chronic obstructive pulmonary disease
　　　　　　Aさんは、看護師に「退院後も自宅で生活したい」と話している。近隣に家事を手伝ってく
　　　　　　れる親戚や友人はいない。
　　　　　　Aさんへの退院指導の内容で適切なのはどれか。　2つ選べ。〈正答率74.1％〉

1．肺炎球菌ワクチンの接種を勧める。
2．水分を制限するよう指導する。
3．糖分を制限するよう指導する。
4．配食サービスの利用を勧める。
5．毎日の散歩を勧める。

次の文を読み［問題100］［問題101］［問題102］の問いに答えよ。

　A君（5歳）は父親（40歳）、母親（38歳）と兄（10歳）の4人家族である。A君は生後6か月のときに白血病と診断され化学療法で寛解し、退院後は幼稚園に登園していた。4歳になって再発し、兄を骨髄ドナーとした造血幹細胞移植を受けた。
leukemia

□□［問題100］A君が利用できる制度はどれか。〈正答率89.5%〉
1. 自立支援医療
2. 指定難病の医療費助成
3. 未熟児養育医療の給付
4. 小児慢性特定疾病医療費助成

□□［問題101］A君の造血幹細胞移植は無事に終了したが、終了後6か月で2度目の再発をし、化学療法が行われたが寛解しなかった。医師から両親にA君が終末期にあること、余命2か月程度であることが伝えられた。両親は「2度目の再発と聞いて覚悟をしていた。延命するための治療はしなくてよいと考えています。在宅療養に切り替えてAと家で過ごしたいが、できることと、できないことを教えてほしいです」と話した。
　　両親への看護師の返答で適切なのはどれか。**2つ選べ。**〈正答率75.8%〉
1.「遊園地には行けません」
2.「幼稚園に登園できます」
3.「食べ物の制限はありません」
4.「痛みが出た場合、自宅では痛みを和らげる治療はできません」
5.「感染対策のため、お兄ちゃんとの接触をできるだけ制限してください」

□□［問題102］数日後、両親から「Aが亡くなることをAの兄にどのように説明したらよいでしょうか。私たちでは、うまく説明できません」と相談があった。
　　看護師の両親への対応で適切なのはどれか。〈正答率99.5%〉
1.「お兄ちゃんが病状を尋ねてくるのを待ちましょう」
2.「頑張っているA君のために、お兄ちゃんには治ると説明しましょう」
3.「看護師も同席してお兄ちゃんに説明する機会を設けることができます」
4.「ドナーになったお兄ちゃんががっかりするので説明しないでおきましょう」

次の文を読み［問題103］［問題104］［問題105］の問いに答えよ。

　A君（11歳）は両親と3人で暮らしている。5歳で気管支喘息と診断され、現在は抗アレルギー薬とステロイドの吸入薬が処方されている。本日、学校から帰ってきた後から咳嗽がみられ元気がなかった。夕食はあまり食べずに就寝した。夜間になり「苦しくて眠れない」と訴え、母親と救急外来を受診した。口元での喘鳴が著明であり、問診すると途切れ途切れに話した。受診時のバイタルサインは、体温36.9℃、呼吸数32/分、心拍数120/分、経皮的動脈血酸素飽和度〈SpO₂〉92％（room air）であった。

□□　**［問題103］** A君の気管支喘息の発作強度はどれか。〈正答率91.9％〉
　1．小発作
　2．中発作
　3．大発作
　4．呼吸不全

□□　**［問題104］** 救急外来で、吸入と点滴静脈内注射が行われA君の症状は軽快した。A君は、医師や看護師による問診には素直に答えているが、心配する母親には「病院に来るほどじゃないんだよ。入院はしないからな」と発言し、反抗的な態度をとっている。
　　　このときの看護師の対応で適切なのはどれか。〈正答率98.9％〉
　1．A君に発言の理由を尋ねる。
　2．A君ではなく母親から病状を聴取する。
　3．母親への態度は問題行動であるとA君に忠告する。
　4．親子関係に問題があるのではないかと母親に伝える。

□□　**［問題105］** A君は1年前から気管支喘息の急性増悪〈発作〉を起こして救急外来の受診を繰り返していることが分かった。看護師がA君に今の症状に対する認識を確認すると「喘息発作が起きていて、家で吸入をしても治まらなかった」と答えた。学校生活や服薬については「学校は好きだけど、体育は嫌だな。吸入が面倒くさい。吸入しなくても発作が起きなければいいんでしょ」と話した。看護師は、急性増悪〈発作〉を繰り返しているA君のセルフケアへの支援をする必要があると考えた。
　　　A君への看護師の対応で最も適切なのはどれか。〈正答率99.1％〉
　1．毎日運動するよう勧める。
　2．お薬手帳を持ち歩くよう伝える。
　3．A君と服薬管理について話し合う。
　4．喘息発作があったことを母親から担任の先生に伝えるよう提案する。

次の文を読み［問題106］［問題107］［問題108］の問いに答えよ。

　Aさん（28歳、初産婦）は妊娠38週1日、順調な経過で経腟分娩した。産後は夫が育児休業を取得し、自宅で夫と2人で子育てをする予定である。

　産褥1日、バイタルサインは、体温36.7℃、脈拍70/分、整、血圧118/68mmHg、Hb12.0g/dL。子宮底は臍下2横指のところに硬く触れている。悪露は赤色で中等量、凝血の混入はない。Aさんは授乳時に後陣痛を訴えている。会陰縫合部に腫脹や発赤はなく、痛みは自制内である。尿意の自覚があり、残尿感や排尿困難感はない。

□□［問題106］Aさんの産褥1日のアセスメントで正しいのはどれか。〈正答率97.2%〉
　1．貧血がある。
　2．感染徴候がある。
　3．正常な経過である。
　4．子宮復古不全である。

□□［問題107］産褥3日、Aさんの夫から「退院後は私が子どもの沐浴をします。子どもの身体の洗い方は動画で学んだのですが、沐浴のときに注意することはありますか。寒い時期なので心配です」と看護師に質問があった。
　　　Aさんの夫への説明で適切なのはどれか。〈正答率91.3%〉
　1．「着替え用の衣類が冷たくないか、沐浴前に確認しておきましょう」
　2．「10分程度お湯に浸けて赤ちゃんを温めましょう」
　3．「ベビーバスには50℃のお湯を準備しましょう」
　4．「沐浴する場所の室温は30℃に設定しましょう」

□□［問題108］産褥5日、子宮収縮は臍恥中央、褐色悪露が少量、歩行時に会陰部痛がある。授乳は母乳のみで行っている。Aさんは「この子の世話が大変で、次の妊娠はしばらく考えられません。結婚前は経口避妊薬を服用していましたが、産後の避妊はどうしたらよいか教えてください」と看護師に話した。
　　　Aさんへの説明で適切なのはどれか。〈正答率96.5%〉
　1．「基礎体温法が適しています」
　2．「経口避妊薬は産後1か月から服用できます」
　3．「性交再開時からコンドームを使用しましょう」
　4．「母乳を与えている間は妊娠の心配はありません」

第112回看護国試解説集●さわ研究所編／啓明書房刊

次の文を読み［問題109］［問題110］［問題111］の問いに答えよ。

　Aさん（58歳、男性）は、年金の給付を受けて生活している父親（82歳）と２人暮らしで、母親は２年前に亡くなっている。20歳のときに統合失調症<small>schizophrenia</small>と診断された。20歳代で何回か仕事に就いたが長続きはしなかった。40歳からは無職で、デイケアへ通所していた。１年前にデイケアを中断してからは、ほとんどの時間を自宅で過ごしているが、月１回の外来通院は継続している。Aさんが飲まなかった薬がたくさん残っていることを父親が発見し、主治医に相談した。この相談をきっかけに、週１回の精神科訪問看護を導入することになった。初回訪問時にAさんは「薬は飲み忘れたんです。心配かけてごめんなさい」と父親と訪問看護師に話した。

□□［問題109］このときの訪問看護師の対応で優先度が高いのはどれか。〈正答率97.1%〉
1．父親に薬の管理を依頼する。
2．薬を飲み忘れない方法を話し合う。
3．外来受診時に薬局の薬剤師に服薬指導を依頼する。
4．デイケアの再開を主治医と相談するように提案する。

□□［問題110］初回訪問から１か月、訪問看護師はAさんが適切に服薬できていることを確認した。Aさんは「調子はいいですね。やる気も少し出てきました。主治医は今の薬を飲み続けるのがいいと話しています。ただ、夜の薬は朝に眠気が残るので昼まで寝てしまいます」と話した。
　このときの訪問看護師のAさんへの声かけで最も適切なのはどれか。〈正答率90.0%〉
1．「朝起きられるように毎朝の日課を何か作りましょう」
2．「朝に眠気が残ることを主治医に相談してみませんか」
3．「来週は朝早く一緒に散歩へ行けるように訪問しますね」
4．「朝起こしてもらうようにお父さんにお願いしてみませんか」

□□［問題111］初回訪問から６か月、Aさんの状態は安定し、デイケアへ週３回程度は通所できるようになった。一方で、父親は「Aは食事も作れないし、家のことができないので、自分が死んだ後のことを考えると１人で生きていけるのかが心配だ。どうしたらよいか」と訪問看護師に相談した。それを聞いたAさんも「父が死んだ後の生活が心配だ」と話した。
　現時点でAさんと父親へ提案する社会資源で適切なのはどれか。〈正答率52.5%〉
1．生活保護
2．地域移行支援
3．グループホーム
4．障害者権利擁護センター

次の文を読み［問題112］［問題113］［問題114］の問いに答えよ。

　Aさん（80歳、女性）は発熱があり、呼吸状態が悪いため、外来を受診し肺炎_{pneumonia}と診断され緊急入院となった。

　入院時、病室でAさんは「ここはどこ」と話し混乱した様子であった。湿性の咳嗽があり、口唇の乾燥が著明である。同居の夫からの情報では、1週前から食事は摂れていたが、水分摂取量が減っていた。3日前から寝て過ごしていたが、トイレには自分で行くことができていた。身の回りのことは自立している。入院後に点滴静脈内注射1,500mL/日の指示があり、抗菌薬が開始された。

　身体所見：身長152cm、体重45kg、体温38.0℃、呼吸数32/分、脈拍120/分、整、血圧107/80mmHg、経皮的動脈血酸素飽和度〈SpO$_2$〉93%（room air）。ジャパン・コーマ・スケール〈JCS〉I-2。

　検査所見：赤血球447万/μL、Hb12.5g/dL、白血球16,600/μL、総蛋白6.2g/dL、アルブミン4.0g/dL、血糖98mg/dL、Na151mEq/L、K4.0mEq/L、Cl97mEq/L、Ca8.7mg/dL、CRP23.0mg/dL。

□□［問題112］Aさんの状態のアセスメントで適切なのはどれか。**2つ選べ。**〈正答率69.3%〉

1．脱　水
2．貧　血
3．低栄養
4．視空間失認
5．電解質異常

□□［問題113］入院当日、Aさんは日中は会話ができていたが、夕方からそわそわしながら落ち着かない様子であった。また、話のつじつまが合わず、朝と夕方を間違え急に大きな声を出し、夜中に起きだして自分の荷物を触っていることがあった。翌日、日中は眠気を訴えながらも眠ることなく静かに過ごし、夜間は焦燥があり眠れていない。

　Aさんの状態はどれか。〈正答率91.3%〉

1．せん妄_{delirium}
2．睡眠時遊行症_{sleepwalking}
3．レム睡眠行動障害_{REM sleep behavior disorder}
4．睡眠時無呼吸症候群_{sleep apnea syndrome}

□□［問題114］入院2日、病棟の看護師でAさんへの援助の方針について話し合った。

　Aさんへの対応で適切なのはどれか。〈正答率88.2%〉

1．日中の離床を促すために歩行に付き添う。
2．夜間はベッドからの転落防止のために身体的拘束を行う。
3．睡眠時間の確保のために夕方に3時間の睡眠をとるように勧める。
4．症状緩和のためにベンゾジアゼピン系睡眠薬の処方を医師に依頼する。

午後問題

次の文を読み［問題115］［問題116］［問題117］の問いに答えよ。

　Aさん（50歳、男性、自営業）は妻（48歳）、長男（23歳、会社員）と3人で暮らしている。3年前から歩行時のふらつきを自覚していたが、日常生活動作〈ADL〉は自立していた。最近、転倒が多くなり医療機関を受診して頭部CT検査を受けたところ、小脳と脳幹に萎縮を認め、遺伝性の脊髄小脳変性症と診断された。Aさんは「母も同じ疾患で亡くなりました。妹が同じ敷地内
spinocerebellar degeneration
に1人で暮らしていますが、妹も転ぶことが多くなり、医師の勧めで遺伝子診断を受ける予定です。明日、保健所に難病の医療費助成の申請に行くのですが、保健師に伝えた方がよいことはありますか」と看護師に質問した。

□□［問題115］Aさんから保健師に伝える内容で優先度が高いのはどれか。〈正答率52.0%〉
　1．長男の仕事内容
　2．Aさんの経済状況
　3．母親の病状の経過
　4．妹の遺伝子診断の予定

□□［問題116］1か月後の定期受診のときに、Aさんは「長男に私の病名と遺伝性の疾患であることを伝えました。長男には何も症状はありませんが、発症前診断を受けて欲しいと思っています」と外来の看護師に話した。
　　看護師のAさんへの対応で適切なのはどれか。〈正答率84.7%〉
　1．長男が脊髄小脳変性症についてどの程度知っているか確認することを勧める。
　2．長男には症状がないので発症前診断では発症の予測はできないと説明する。
　3．両親の同意があれば長男が発症前診断を受けることができると説明する。
　4．長男が頭部CT検査を受けることを勧める。

□□［問題117］Aさんは仕事を辞め、妻が自営業を続け1年が経過した。Aさんは歩行器で室内を移動し、日中は1人で過ごしていた。転倒したことをきっかけに、訪問看護を週1回利用することになった。初回の訪問時に、Aさんは「妻が仕事を続けてくれて感謝しています。妻に迷惑はかけられない。妻が食卓に準備してくれた昼食を食べようと起き上がって歩行器に移ろうとしたら、立ちくらみを起こして転んでしまった」と訪問看護師に話した。
　　訪問看護師のAさんへの対応で適切なのはどれか。〈正答率15.4%〉
　1．ベッド上で食事を摂るよう説明する。
　2．移乗の介助を妻に依頼するよう勧める。
　3．立位でのリハビリテーションを指導する。
　4．室内の移動を車椅子に変更することを提案する。

次の文を読み［問題118］［問題119］［問題120］の問いに答えよ。

　午前10時、Ａ県内で大規模災害が発生した。Ａ県内の救命救急センターに、家屋等の倒壊現場から救助された傷病者の受け入れ要請があり病院に搬送された。直ちにトリアージが行われた。搬送されてきたＢさん（45歳、男性）には頻呼吸が認められ、胸部と背部の痛みを訴え、吸気時に胸郭が陥没し、呼気時には膨隆している。

□□［問題118］Ｂさんに考えられる状態はどれか。〈正答率79.1％〉
1．過換気症候群
　　hyperventilation syndrome
2．虚血性心疾患
　　ischemic heart disease
3．腰椎圧迫骨折
　　lumbar compression fracture
4．フレイルチェスト〈胸壁動揺〉
　　flail chest

□□［問題119］発災6時間、Ｃさん（60歳、男性）は、職場のがれきの下から救助され、搬送されてきた。Ｃさんの意識は清明、バイタルサインは、体温35.8℃、脈拍110/分、不整、血圧90/68mmHg、経皮的動脈血酸素飽和度〈SpO₂〉95％（room air）である。がれきに挟まれていた両下肢は、皮膚の創傷、腫脹および皮下出血が認められた。両下肢の感覚は鈍く、麻痺がみられる。足背動脈は触知できる。尿の色は赤褐色である。血液検査の結果、尿素窒素20mg/dL、クレアチニンキナーゼ〈CK〉3万IU/L、血糖値110mg/dL、Na140mEq/L、K8.2mEq/Lであった。圧挫症候群〈クラッシュ症候群〉が疑われ、救出後から輸液療法が開始されている。
　　　　　　　　　　　　　　　crush syndrome

　　このときの看護師の対応で優先度が高いのはどれか。〈正答率68.2％〉
1．除細動器の準備
2．既往歴の聴取
3．全身の保温
4．創傷の洗浄

□□［問題120］Ｃさんは直ちに入院となり、緊急で血液透析が開始されることになった。集中治療室のベッドサイドで血液透析が開始され、Ｃさんのバイタルサインは安定した。下肢の腫脹、感覚障害は持続している。Ｃさんは「家族は無事なのか」「また地震がきて病院が停電になったら、透析の器械は止まらないのか」と不安な表情で担当看護師に訴えた。Ｃさんの家族は避難所にいると連絡があったことを伝えると、Ｃさんは少し落ち着いた表情となった。担当看護師は、次々と搬送される傷病者の受け入れ準備をするよう、リーダー看護師に声をかけられた。

　　この時点でのＣさんへの対応で担当看護師が優先して連携するのはどれか。〈正答率70.0％〉
1．管理栄養士
2．社会福祉士
3．理学療法士
4．臨床工学技士

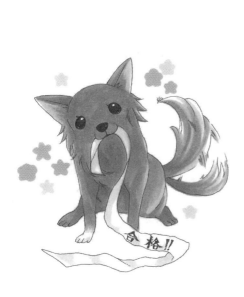

第112回看護師国家試験 解答

―午前問題―

[問題1] 正解：3

令和2年（2020年）の人口動態統計における妻の平均初婚年齢は29.4歳で、夫は31.0歳となっている。

1．×
2．×
3．○
4．×

[問題2] 正解：2

令和元年（2019年）の国民生活基礎調査における女性の有訴者の自覚症状で最も多いのは、肩こりである。次いで、腰痛、手足の関節が痛むとなっている。なお、男性で最も多いのは腰痛、次いで肩こり、鼻がつまる・鼻水が出るとなっている。

1．×
2．○
3．×
4．×

[問題3] 正解：4

1日の平均喫煙本数×喫煙年数で表される値を喫煙指数（Brinkman（ブリンクマン）指数）といい、400以上で肺癌が発生しやすくなり（危険群）、600以上で肺癌の発生頻度がさらに高くなる（高度危険群）。

1．×
2．×
3．×
4．○

[問題4] 正解：3

労働基準法で、労働時間は、原則として休憩時間を除き1日8時間、1週間で40時間を超えてはならないと定められている。

1．×
2．×
3．○
4．×

[問題5] 正解：4

要支援および要介護認定の状態区分は介護保険法に基づいて、要支援1・2、要介護1〜5の7段階に分けられる。

1．×
2．×
3．×
4．○

[問題6]　正解：3

　WHO（世界保健機関）の緩和ケアの定義（2002年）によると、緩和ケアとは「生命を脅かす疾患による問題に直面している患者とその家族に対して、疾患の早期より痛み、身体的問題、心理社会的問題、スピリチュアルな問題に関して、きちんとした評価を行ない、それが障害とならないように予防したり、対処することで、クオリティ・オブ・ライフ（QOL）を改善するためのアプローチである」と定義されている。このことから緩和ケアは、疾病の治癒や余命の延長、在院日数の短縮が目標ではなく、患者のQOLの向上が目標である。

1．×
2．×
3．○
4．×

[問題7]　正解：4

1．×　階段を昇るのは1歳8か月から1歳10か月ころである。
2．×　ひとりで立つのは1歳から1歳2か月ころである。
3．×　ボールを蹴るのは1歳10か月から2歳ころである。
4．○　けんけん（片足跳び）をするのは3歳9か月から4歳3か月ころである。

[問題8]　正解：1

　ハヴィガースト,R.J.は、発達を社会への適応過程と捉えて、発達段階を幼児期、児童期、青年期、壮年初期、中年期、老年期に区分し、それぞれの発達課題を挙げている。なお、発達段階の表現方法は文献によって異なるが、青年期が問題文の成人期に該当する。

1．○　経済的に自立するのは、青年期の発達課題である。
2．×　身体的衰退を自覚するのは、老年期の発達課題である。
3．×　正、不正の区別がつくのは、幼児期の発達課題である。
4．×　読み、書き、計算ができるのは、児童期の発達課題である。

[問題9]　正解：4

　令和2年（2020年）の衛生行政報告例（就業医療関係者）の概況によると、看護師の就業場所（実人員）は、病院（883,715人：69.0％）、診療所（169,343人：13.2％）に次いで、介護保険施設等（100,701人：7.9％）、訪問看護ステーション（62,157人：4.9％）の順で多い。したがって、選択肢の中で医療機関（病院、診療所）に次いで就業人数が多いのは訪問看護ステーションである。

1．×
2．×
3．×
4．○

[問題10]　正解：2

　感覚は感覚器の部位によって3種に分かれる。
特殊感覚：目、耳など頭部で知覚される感覚（視覚、聴覚、平衡覚、嗅覚、味覚）。

体性感覚：全身の皮膚、筋肉で知覚される感覚（触覚、温覚、冷覚、痛覚、など）。

内臓感覚：内臓で知覚される感覚（臓器感覚、内臓痛覚）。

1．× 視覚は特殊感覚である。

2．○ 触覚は全身の皮膚で知覚される体性感覚である。

3．× 聴覚は特殊感覚である。

4．× 平衡覚は特殊感覚である。

[問題11]　正解：3

　白血球には、顆粒球（好酸球・好中球・好塩基球）と単球、リンパ球があり、好中球の割合が最も多くなっている。

1．× 単球が白血球中に占める割合は約5％である。

2．× 顆粒球が白血球中に占める割合は約65％で、顆粒球の中の約4％が好酸球である。したがって、好酸球が白血球中に占める割合は約2.6％となる。

3．○ 顆粒球が白血球中に占める割合は約65％で、顆粒球の中の約95％が好中球である。したがって、好中球が白血球中に占める割合は約62％となり、白血球中に占める割合は好中球が最も高い。

4．× リンパ球が白血球中に占める割合は約30％である。

[問題12]　正解：3

　体温の調節中枢は間脳の視床下部にあり、ここから出た指令が神経系と内分泌系を介して汗腺や筋に伝わり、発汗、ふるえなどの体温調節反応が伝達される。

1．×

2．×

3．○

4．×

[問題13]　正解：2

　下血とは消化管内で出血し、その血液が肛門から排泄されることをいう。

1．× 肝嚢胞は肝臓内に袋状に水が溜まる腫瘍のことで、一般に自覚症状がほとんどなく、下血は生じない。

2．○ 大腸癌では消化管内で出血するため下血がみられる。

3．× 子宮体癌は子宮体部にできる癌腫である。症状は腟からの出血や下腹部痛で、下血は生じない。

4．× 腎細胞癌は腎実質の細胞が悪性腫瘍になったものである。自覚症状はほとんどなく、多臓器の転移によって発見される。腎臓は消化管ではないため下血は生じない。

[問題14]　正解：4

　糖尿病の合併症には慢性合併症と急性合併症がある。

＜慢性合併症＞

細小血管症：神経障害、網膜症、腎症

大血管障害：脳血管疾患、虚血性心疾患、末梢動脈疾患など

その他：歯周病、感染症など

＜急性合併症＞

糖尿病性ケトアシドーシス、高浸透圧高血糖症候群

1．× 足壊疽は慢性合併症の神経障害などによって起こる。

2．× 脳血管疾患は慢性合併症の大血管障害によって起こる。

3．× 糖尿病網膜症は慢性合併症の細小血管症によって起こる。

4．○ ケトアシドーシス昏睡（糖尿病性ケトアシドーシス）は糖尿病の急性合併症のひとつである。

[問題15]　正解：2

　日本のメタボリックシンドロームの診断基準では、ウエスト周囲径（へその高さの腹囲）が男性85cm、女性90cm以上が必須項目となっている。

1．×

2．○

3．×

4．×

[問題16]　正解：3

1．× CA19-9は腫瘍マーカーで、胃癌、膵癌、大腸癌、胆嚢癌などで上昇することがある。

2．× 抗核抗体は自己抗体の総称で、膠原病などの自己免疫疾患で上昇することがある。

3．○ C反応性蛋白質（CRP）は炎症マーカーである。感染症などで炎症が生じると、マクロファージが活性化して炎症性のサイトカインを産生し、これが肝臓を刺激してC反応性蛋白質を合成する。

4．× リウマトイド因子（RF）は、関節リウマチ患者などで陽性となることがある自己抗体である。

[問題17]　正解：3

　薬物動態とは、薬物が体内に投与されてから排泄されるまでの過程をいう。体内に投与された薬物は、血中への吸収、血中から体内の各部位への分布、酵素による代謝、体外への排泄という過程をたどる。

1．× 薬物における吸収とは、薬物が投与された部位から血中へ移行する過程をいう。薬物の投与方法によって経路が異なり、経口投与や坐薬による消化管から血液への移行、筋肉内注射による筋肉から血液への移行、吸入による肺から血液への移行など様々であるが、肝臓から直接吸収する経路は存在しない。

2．× 薬物における分布とは、薬物が血中から細胞間の隙間に入り、組織の細胞内へ移行する過程をいう。血漿蛋白質との結合性や脂溶性などの因子が関与する。

3．○ 薬物における代謝とは、水に溶けやすい形に変換されることをいう。主に肝臓の酵素によって変換が行われる。

4．× 薬物における蓄積とは、薬物の体外への排泄が滞って体内に溜まってしまうことである。加齢により筋肉組織にかわって脂肪組織が増加すると、脂溶性の薬物は脂肪組織へ移行するため、薬物が蓄積されてしまう。つまり、薬物の蓄積は脂肪組織などによって行わ

第112回看護国試解説集●さわ研究所編／啓明書房刊

れる。

[問題18]　正解：1

　胃から食道への逆流を防ぐため、食後30分から1時間程度は座位とする。座位の保持が困難な場合でも30度程度のファウラー位とし、仰臥位は避ける。

1．○
2．×
3．×
4．×

[問題19]　正解：3

　全身清拭時に患者の皮膚に触れるタオルの温度は常に40〜45℃程度を維持できるようにする。したがって、選択肢の中では40〜42℃が正解となる。

1．×
2．×
3．○
4．×

[問題20]　正解：1

　個人防護具は、手袋→フェイスシールド→ガウン→サージカルマスクの順で外す。なお、それぞれの個人防護具を外す前には、毎回手指衛生を行う。

1．○
2．×
3．×
4．×

[問題21]　正解：2

　オートクレーブ（高圧蒸気滅菌器）内で高圧の蒸気を用いて滅菌を行う方法を、高圧蒸気滅菌という。

1．×
2．○
3．×
4．×

[問題22]　正解：3

　薬物の吸収速度は、注射投与では静脈内注射＞筋肉内注射＞皮下注射の順で速く、注射投与以外では、直腸内投与＞経皮投与＞経口投与の順で速い。選択肢の中では、薬液を血管内に直接投与する静脈内注射が最も薬物の吸収速度が速い。

1．×
2．×
3．○

4．×

[問題23]　正解：2

　成人の一般的な酸素療法の適応基準は、動脈血酸素分圧（PaO_2）が60Torr以下（動脈血酸素飽和度（SaO_2）が90％以下）である。

1．×
2．○
3．×
4．×

[問題24]　正解：4

　CO_2ナルコーシスとは、高二酸化炭素血症による呼吸性アシドーシスから意識障害を呈する病態のことである。主な症状は頻脈、発汗、頭痛、顔面のうっ血で、進行すると、羽ばたき振戦や意識障害、呼吸抑制などがみられるようになる。

1．×
2．×
3．×
4．○

[問題25]　正解：5

　新生児はビタミンKの貯蔵が少なく、また、母乳のビタミンK含有率は低いため、母乳栄養の児はビタミンK不足となりやすい。ビタミンKは血液凝固因子の合成に必要なビタミンであるため、不足すると新生児メレナや乳児ビタミンK欠乏性出血症などを起こすリスクが高くなる。したがって、新生児には予防的にビタミンKを投与する。投与方法には生後24時間、生後1週、生後1か月の3回法と、哺乳確立時、生後1週、以降生後3か月まで1週ごとに合計13回内服させる方法の3か月法があり、日本小児科学会では3か月法を推奨している。

1．×
2．×
3．×
4．×
5．○

[問題26]　正解：1

　運動神経は刺激によってその神経終末からアセチルコリンを放出する。一方、骨格筋の細胞膜にはアセチルコリンに対する受容体があり、ここにアセチルコリンが結合することで筋収縮に必要な活動電位が発生する。自己抗体が骨格筋のアセチルコリン受容体の働きを阻害することによって起こるのが重症筋無力症である。

1．○　アセチルコリンは運動神経の終末から放出される神経伝達物質で、骨格筋の細胞膜はこのアセチルコリンの受容体を持つ。
2．×　アドレナリンは主に副腎髄質から分泌されるホルモンである。心収縮力を上げたり、血糖値を上げたりする作用があるが、骨格筋の収縮には関わらない。

71

午前問題／解答

3．× ドパミンは脳内などで放出される神経伝達物質のひとつで、快楽などを感じる役割を持つ。骨格筋の収縮には関わらない。

4．× ノルアドレナリンは交感神経の終末から分泌される神経伝達物質で、血圧の上昇や心拍数の増加に関わる。骨格筋の収縮には関わらない。

[問題27] 正解：1

興奮し、頻呼吸を起こして倒れたという情報から、過換気症候群を起こしていると考えられる。過換気症候群は原因となる明らかな疾患がなく、不安や緊張、興奮や恐怖などによって起こる心因性が最も多く、特に若い女性に多くみられる。過換気症候群では換気量の増大により動脈血二酸化炭素分圧（$PaCO_2$）が35Torr以下に低下する。その他の症状としては呼吸困難、胸部圧迫感、動悸、アルカローシスがある。なお、アルカローシスから起こる低カリウム血症や低カルシウム血症によって、めまい、手足のしびれ、テタニーなども呈する。

1．○ 換気量の増大によって$PaCO_2$が低下し、呼吸性アルカローシスとなる。

2．× ヘマトクリット値の上昇は一次脱水などでみられるが、過換気症候群ではみられない。

3．× 過換気症候群によって動脈血酸素飽和度（SaO_2）は100％に限りなく近づいていくが、理論上100％を超えることはない。

4．× 過換気症候群では換気量が増大するため、$PaCO_2$は基準値を下回る。

[問題28] 正解：2

1．× 最高血中濃度は薬物投与後の血中濃度の最大値のことで、薬物の吸収、分布の目安として用いる。

2．○ 生物学的半減期とは体内に取り込まれた薬物を、代謝や排泄によって50％に減少するのにかかる時間のことである。生物学的半減期が短ければ薬物の分解、排泄は速いといえる。

3．× 濃度曲線下面積とは、薬物の血中濃度曲線と時間を示す横軸で囲まれた面積のことで、体内に吸収された薬物の総量の目安として用いる。

4．× 最高血中濃度到達時間は薬物投与後に最高濃度に達する時間のことで、薬物の吸収、分布の目安として用いる。

[問題29] 正解：3

多発性骨髄腫は、形質細胞が腫瘍化し、骨髄中で増殖する疾患である。

1．×

2．×

3．○

4．×

[問題30] 正解：3

1．× 事故や外傷でくも膜下出血を起こすことはあるが、成因としては稀である。

2．× 脳腫瘍からくも膜下出血に至ることはあるが、成因としては稀である。

3．○ 脳動脈瘤とは、脳動脈の血管壁の一部が膨らんでコブを形成したもので、破裂するとくも膜下出血になる。くも膜下出血の成因の80％以上を占める。

4．× 脳動静脈奇形とは主に胎児期にできた脳の動脈と静脈間の異常な血管の塊のことである。

くも膜下出血の成因としては2番目に多く、全体の5〜10%を占める。

第112回看護国試解説集●さわ研究所編／啓明書房刊

[問題31] 正解：1

1．○ 公的医療保険は、被用者保険（職域保険）、国民健康保険（地域保険）、後期高齢者医療制度に大別される。被用者保険は、健康保険、船員保険、各種共済組合で構成され、それぞれ健康保険は健康保険法、船員保険は船員保険法、各種共済組合は各種共済組合法などで規定されている。

2．× 介護保険は、介護保険法によって規定されている。

3．× 雇用保険は、雇用保険法によって規定されている。

4．× 年金保険は、国民年金法や厚生年金保険法などによって規定されている。

[問題32] 正解：4

1．× 介護医療院は、介護保険法によって規定されている介護保険施設のひとつである。

2．× 介護老人保健施設は、介護保険法によって規定されている介護保険施設のひとつである。

3．× 老人福祉センターは、老人福祉法によって規定されている老人福祉施設のひとつである。

4．○ 老人デイサービスセンターは、老人福祉法によって規定されている老人福祉施設のひとつである。また、介護保険法によって規定されている地域密着型サービスや通所サービスで利用される施設でもある。

[問題33] 正解：4

1．× 令和2年（2020年）の日本国内（日本国籍・外国籍含む）におけるヒト免疫不全ウイルス（HIV）感染症の新規感染者数は750名で、10年前の平成22年（2010年）の1,075名に比べて減少している。

2．× ヒト免疫不全ウイルス（HIV）感染症は、日本では同性間の性的接触による感染が半数以上で最も多い。

3．× ヒト免疫不全ウイルス（HIV）感染症は、早期に発見して治療を開始しても完治は難しい。抗HIV薬の投与によりHIVの増殖を抑えたり、後天性免疫不全症候群（AIDS）の発症を遅らせたりすることは可能となっている。

4．○ HIV検査は保健所にて匿名で受けることが可能である。

[問題34] 正解：1

1．○ 医療計画では、地域の実情に応じた医療提供の量（病床数）を管理するために、基準病床数を定めている。

2．× 医療計画は6年ごとに見直しを行うものとしている。

3．× 特定機能病院の基準を定めるのは医療法である。

4．× 医療計画には、二次医療圏・三次医療圏の設定が定められているが、一次医療圏の設定に関する事項は定められていない。

[問題35] 正解：4

ノロウイルスに対して有効な消毒薬は次亜塩素酸ナトリウムである。

1．×

2．×

3．×

4．○

[問題36] 正解：3

1．× 臨死期には経口摂取量の低下や循環不全による腎虚血状態によって、乏尿もしくは無尿となる。

2．× 臨死期には全身の筋肉は弛緩する。

3．○ 臨死期にはチェーンストークス呼吸や下顎呼吸などの不規則な呼吸が出現する。

4．× 臨死期には橈骨動脈が触知できなくなった後に、頸動脈が触知できなくなる。

[問題37] 正解：2

1．× 排泄時には窓を閉めることで寒冷曝露を避ける。

2．○ 上半身を挙上することによって腹圧がかけやすくなり、排泄がしやすくなる。

3．× 外陰部にトイレットペーパーを当てることで、尿の飛散を防止する。

4．× 便器の底にトイレットペーパーを敷くことで、排泄時の音を軽減したり便器へのこびりつきを予防したりすることができる。

[問題38] 正解：4

1．× ノンレム睡眠では体温が低下する。

2．× 急速な眼球運動がみられるのはレム睡眠中である。

3．× 加齢に伴い睡眠時間が短くなる。ノンレム睡眠もレム睡眠の時間も短くなる。

4．○ ノンレム睡眠は睡眠周期の前半に多くみられる。

[問題39] 正解：3

1．× 胸腔穿刺では、胸水の場合は中・後腋窩線上の第5～7肋間、気胸の場合は鎖骨中線上第2～3肋間が穿刺部位として選択されることが多い。胸骨柄ではない。

2．× 骨髄穿刺では成人の場合は穿刺部位として後腸骨稜が推奨されている。

3．○ 腹腔穿刺では穿刺部位として腹直筋外側の側腹側が選択される。

4．× 腰椎穿刺では穿刺部位として第3・4腰椎間、第4・5腰椎間が選択される。

[問題40] 正解：4

毒薬の保管方法については、医薬品、医療機器等の品質、有効性及び安全性の確保等に関する法律（医薬品医療機器等法）の第48条で「業務上毒薬又は劇薬を取り扱う者は、これを他の物と区別して、貯蔵し、又は陳列しなければならない」と定められている。

1．×

2．×

3．×

4．○

74

[問題41]　正解：2
1．×　血小板成分製剤は20〜24℃で振とうして保存する。
2．○　赤血球成分製剤は2〜6℃で保存する。
3．×　血漿成分製剤は−20℃以下で保存する。
4．×　全血製剤は2〜6℃で保存する。

[問題42]　正解：4
　採血時、真空採血管がホルダーに差し込まれたままの状態で駆血帯を外すと、圧力が変動して採血管の内容物が患者の体内に逆流する可能性があるため、必ずホルダーから真空採血管を抜去した後に駆血帯を外す。
1．×
2．×
3．×
4．○

[問題43]　正解：1
　MRI検査室内ではMRI機器より発生した強い磁力の影響があるため、金属類を持ち込むことで重大な事故につながる恐れがある。そのため、MRI検査室に金属類を持ち込むことはできない。したがって、金属が使用されている携帯電話、使い捨てカイロ、キャッシュカードはMRI検査室には持ち込めない。
1．○
2．×
3．×
4．×

[問題44]　正解：2
　ムーア,F.D.は外科的侵襲を受けた患者の生体反応を第Ⅰ相：傷害（傷病）期、第Ⅱ相：転換期、第Ⅲ相：筋力回復（同化）、第Ⅳ相：脂肪蓄積期の4段階に大別している。
1．×　傷害期は、外科的侵襲の直後から数日間継続する。この時期は神経や内分泌系の反応が中心の時期で、頻脈、発熱、尿量減少、腸蠕動の減弱などがみられる。
2．○　転換期は、外科的侵襲後3日目前後から1〜2日間程度持続する時期で、神経や内分泌系の反応が落ち着き、水や電解質平衡が正常化していく時期である。そのため、この時期は体内のサードスペースに貯留していた水分が血管内に移行し、循環血液量が増加する時期である。
3．×　筋力回復期は、外科的侵襲後1週間程度から始まり、その後2〜5週間程度持続する時期で、蛋白の合成により筋蛋白質量が回復していく時期である。
4．×　脂肪蓄積期は、外科的侵襲後数か月継続し、日常生活に戻る時期である。したがって、活動性は低下しない。

[問題45]　正解：3
1．×　関節可動域（ROM）訓練では、各関節の体幹に近い部位を保持しながらゆっくりと可動

域を広げていく。

2．× 関節可動域（ROM）訓練は、健側から行い、次に運動麻痺がある患側を行う。

3．○ 関節可動域（ROM）訓練では、自動運動、他動運動いずれも、痛みが生じないように行う。

4．× 徒手筋力テストは、6段階で筋力を客観的に評価するもので、1は筋収縮はあるが関節運動はみられない状態、0は筋収縮なしの状態であり、自分で動かす自動運動は徒手筋力テストの結果が1以下ではできない。

[問題46]　正解：3

1．× Bqは放射能の量を表す単位である。

2．× eVは素粒子、イオンなどが持つエネルギーの単位である。

3．○ Gyは放射線が人体に照射されたときの吸収線量を表す単位である。

4．× Svは放射線が人体に照射されたときに及ぼす影響を表す単位である。

[問題47]　正解：1

1．○ Aさんは特発性肺線維症による間質性肺炎と診断されている。間質性肺炎や肺線維症などの拘束性換気障害では%肺活量が80%未満となり、1秒率は正常である。

2．× %肺活量、1秒率とも異常が無ければ正常である。

3．× %肺活量が80%未満、1秒率が70%未満と双方で異常が認められる場合は混合性換気障害となる。

4．× 1秒率が70%未満で、%肺活量が正常な場合は、COPDや気管支喘息などの閉塞性換気障害である。

換気障害の分類

100%		
	拘束性換気障害 肺胞の膨らみが障害されている	正常
70%		
FEV$_{1.0}$% （1秒率）	混合性換気障害 肺胞の膨らみと気道の通過障害がある	閉塞性換気障害 気道の通過が障害されている
0	80%	100%
	%VC（%肺活量）	

[問題48]　正解：4

1．× 第1・2胸椎に沿って頸部交感神経節が通るため、肺尖部の癌が胸壁へ浸潤すると片側の縮瞳が生じることはあり、これをホルネル症候群というが、散瞳は生じない。

2．× 頸部から胸部にかけて反回神経が通るため、肺尖部の癌が胸壁へ浸潤すると嗄声（発声障害）が起こることはあるが、構音障害はみられない。

3．×　第1・2胸椎に沿って頸部交感神経節が通るため、肺尖部の癌が胸壁へ浸潤すると片側の眼瞼下垂が生じることはあり、これをホルネル症候群というが、閉眼困難は生じない。

4．○　肺尖部のすぐ上を腕神経叢が通るため、肺尖部の癌が胸壁へ浸潤すると上肢の疼痛や運動障害を生じる。

[問題49]　正解：3

　胃切除後の再建により、これまで胃の中を通っていた食べ物が直接腸に流れ込むため、めまい、動悸、発汗、頭痛、手指のふるえなどの様々な症状が起こることがあり、これをダンピング症候群という。

1．×　食事はゆっくりと、よく噛んで時間をかけて食べるよう指導する。

2．×　ダンピング症候群の原因のひとつが血糖値の急激な上昇であるため、糖質は多く摂りすぎず、適正量を摂取する。

3．○　胃切除術後のダンピング症候群を予防するため、1回の食事での摂取量を少なくし、1日の食事回数を増やすよう指導する。

4．×　胃切除術後のダンピング症候群を予防するため、1回の食事での摂取量を少なくし、1日の食事回数を増やすよう指導する。

[問題50]　正解：1

1．○　血清アルブミン（Alb）は肝臓で作られる代表的な血漿蛋白質で、重度の肝硬変になると多くの場合、基準値よりも低い値を示す。

2．×　血清ビリルビン（Bil）値は黄疸を示す指標で、肝硬変によって肝機能が低下すると上昇する。

3．×　血中アンモニア（NH_3）は腸内細菌などで産生され、肝臓で分解される。肝硬変では分解能が低下するため血中アンモニア値は上昇する。

4．×　プロトロンビン時間（PT）は血液が固まるまでの時間を表す。肝硬変では血液凝固因子の産生が低下するためプロトロンビン時間が延長する。

[問題51]　正解：2

1．×　ばね指発症の主な原因は、スポーツや指をよく使う仕事、糖尿病、リウマチなどである。また、ばね指を発症しやすい人は、透析患者、更年期の女性、妊娠出産期の女性などで、一般に女性に多い。

2．○　ばね指は、指の掌側にある靭帯性腱鞘に生じた腱鞘炎で、指の伸展に引っ掛かりを生じる。さらに進行すると指が動かなくなる。

3．×　ばね指の好発部位は、成人では中指と環指、小児では母指である。

4．×　成人のばね指の治療は局所の安静、副腎皮質ステロイド薬の投与で、進行例では腱鞘切開術を行う。ストレッチはかえって炎症を促進するため行わない。

[問題52]　正解：2

1．×　一般的には術後1～2か月経過後、検診で腟断端部の創部の治癒状態を確認して問題ないようであれば医師より性交が可能であることの許可が出る。術後2週から性交が可能という説明は適切ではない。

2．○　広汎子宮全摘出術では膀胱や直腸に分布する神経が障害されることが多いため、術後は排尿障害が起こる可能性が高い。退院後の生活指導では尿意に関わらず定期的に排尿を試みるよう説明することが適切である。

3．×　術後の後療法として化学療法を行っている場合には、抗がん薬の骨髄抑制作用による易感染性を考慮し、皮膚に傷がつかないように調理の際に手袋を着用するなどの指導をする場合もある。しかし、現時点で化学療法を行っている情報はないため、退院後の生活に関する説明として適切とはいえない。

4．×　術後の経過などにもよるが、退院後の初回検診で創部に問題がないことを確認してから入浴の許可が出されることが多く、それまではシャワー浴や清拭などを行うように説明する。退院当日から浴槽の湯に浸かることができるという説明は適切ではない。

[問題53]　正解：4
1．×　老化に伴い腎臓でのエリスロポエチン産生は低下する。
2．×　老化に伴い黄色骨髄は増加する。
3．×　顆粒球数は老化に伴う大きな変化は示さない。
4．○　老化に伴い赤血球数は減少し、ヘモグロビン濃度は低下する。

[問題54]　正解：4
　身体拘束は原則的に「緊急やむを得ない場合」以外は禁止されている。「緊急やむを得ない場合」とは、ⅰ．切迫性、ⅱ．非代替性、ⅲ．一時性の例外3原則の要件を満たしている場合である。この例外3原則を満たし、かつ、それらの要件の確認等の手続きが適切・慎重に行われている場合に身体拘束が認められる。
＜例外3原則＞
ⅰ．切迫性
　　本人、あるいは他の人の生命または身体が危険にさらされる可能性が著しく高い状態であること。
ⅱ．非代替性
　　身体拘束、その他の行動制限を行う以外の代替する方法がないこと。
ⅲ．一時性
　　身体拘束、その他の行動制限は一時的なものであること。
1．×　身体拘束の実施を、担当看護師個人で決定することは望ましくない。そのためにあらかじめ、緊急対応で身体拘束をせざるを得ない場合の例外3原則の運用の可否について、身体拘束廃止委員会などのチーム内で検討されることが望ましいとされている。
2．×　手指の機能を制限するミトン型の手袋の使用は身体拘束のひとつである。
3．×　本人と家族への十分なインフォームド・コンセントを行わなければならない。
4．○　身体拘束は切迫性、非代替性および一時性の例外3原則の全てを満たしている場合に検討される。

[問題55]　正解：1
1．○　介護予防教室は、一般介護予防事業で行われるサービスのひとつで、65歳以上であれば要介護認定を受けていなくても利用できる。

2．× 介護老人保健施設は要介護認定された場合に利用できる施設サービスである。

3．× 夜間対応型訪問介護は要介護認定された場合に利用できる地域密着型サービスである。

4．× 通所介護（デイサービス）は要介護認定された場合に利用できる居宅サービスである。

[問題56] 正解：4

1．× 高齢者は環境の変化に対応するのが難しく、入院当日から知らない看護師が複数で関わると戸惑ってしまうことも予測される。大勢で関わるのではなく、受け持ち看護師を決め、高齢者の緊張を和らげられるように関わることが望ましい。

2．× 1回の訪室で多くの情報を聴取するのではなく、患者の体調に配慮しながら要点を絞って情報を聴取する。

3．× 口頭でのやり取りでは伝わりにくく、記憶にも残りにくいため不適切である。スケジュールはパンフレットなどを活用して後からも確認できるような工夫をする。

4．○ 入院中の高齢者への対応としては退院後の生活を予測して情報収集するのが適切である。

[問題57] 正解：3

　幼児の体重の評価は幼児身体発育曲線（体重）を用いて経時的に行う必要がある。経時的変化の中で、成長曲線の傾きが小さく横ばいになる場合は、成長の速度が遅いと判断する。

　選択肢3は12か月から18か月の体重増加がほぼ横ばいで、曲線の傾斜が12か月以前に比較して小さくなっており、異常が疑われる。成長障害が起こる疾患に罹患している可能性があるため、受診を促す。

1．×

2．×

3．○

4．×

[問題58] 正解：1

1．○ 幼児期の心理社会的特徴として自己中心性が認められる。自分が見ているものと全く同じものを相手も見ていると思い込み、他者の視点から物事をとらえることがまだ難しい時期である。

2．× 思春期の心理社会的特徴として心理的離乳が認められる。思春期に親密な友人関係を築くことは、自分自身と向き合い、価値観を作りあげるため重要となる。次第に友人や異性との関係がより重要となり、親との関係が依存的なものから対等なものに変化することを心理的離乳とよぶ。

3．× 学童期後半の心理社会的特徴としてギャングエイジが認められる。学童期後半は、友人で集団を形成して結束して行動する時期で、これをギャングエイジとよぶ。この集団内でコミュニケーション能力や社会性を身につけていく。

4．× 学童期から思春期にかけて自己の身体に関心が向かい、自分がどのように他人から見られるのかが気になるようになる。このような身体に関する意識をボディイメージとよぶ。この時期に治療などによって体格や顔貌の変化、脱毛などが起こるとボディイメージは変容し不安、恐怖、喪失感などにおそわれる。

第112回看護国試解説集●さわ研究所編／啓明書房刊

[問題59]　正解：2
1．×　鼻をかむのは3歳ころである。
2．○　スプーンを使うのは1歳半ころである。
3．×　夜間のおむつがとれるのは3〜4歳ころである。
4．×　洋服のボタンをとめるのは4歳ころである。

[問題60]　正解：1
1．○　母子健康包括支援センターは母子保健法に規定されている。
2．×　乳児家庭全戸訪問事業は児童福祉法に規定されている。
3．×　助産施設は児童福祉法に規定されている。
4．×　特定妊婦は児童福祉法に規定されている。

[問題61]　正解：4
1．×　黄体は形成後約14日間で萎縮する。
2．×　エストロゲンの作用で子宮内膜は増殖期となる。
3．×　発育した卵胞の顆粒膜細胞からはエストロゲンが分泌される。
4．○　正常な月経周期では、エストロゲンが一定の濃度を超えるとポジティブフィードバックによって黄体形成ホルモン（LH）の分泌が増加し、LHサージが起こり、排卵に繋がる。

[問題62]　正解：2
1．×　原因が不明な不妊症は約1割といわれている。
2．○　不妊症のスクリーニング検査として基礎体温測定がある。
3．×　不妊手術とは、生殖能力を喪失させる目的で行われる手術のことである。不妊症の治療ではない。
4．×　高齢になるほど、不妊治療にて妊娠・出産に至る率は低くなる傾向となる。したがって、女性の年齢は治療効果に影響する。

[問題63]　正解：1
1．○　骨盤入口部に児頭が進入する際、児の頤部（おとがいぶ）が胸壁に近づく。これを第1回旋といい、正常な分娩経過である。
2．×　骨盤出口部に達した時点で、児頭の矢状縫合は母体の骨盤の縦径（前後径）に一致する。
3．×　児頭娩出後、胎児の肩の長軸は母体の骨盤出口部の縦径（前後径）に一致するように回旋する。これを第4回旋という。
4．×　胎盤は、胎児娩出後5〜15分程度で剝離兆候がみられ、30分以内に娩出する。

[問題64]　正解：4
1．×　新生児の呼吸窮迫症候群（RDS）では呼吸数は増加する。
2．×　新生児の呼吸窮迫症候群（RDS）は早産児に発症しやすい。
3．×　新生児の呼吸窮迫症候群（RDS）は出生直後から数時間以内に発症する。
4．○　新生児の呼吸窮迫症候群（RDS）は肺サーファクタントの欠乏が原因で生じる。

午前問題／解答

[問題65]　正解：2
1．×　Down（ダウン）症候群とは21番目の染色体が１本多いために起こる常染色体異常症である。症状として、目がつり上がった顔貌、小さい鼻と耳、筋緊張の低下などがみられる。
2．○　Tourette（トゥレット）障害とは小児期から青年期に発症し、まばたきや首を振るなどの運動性チックと反復的な発声や咳ばらいなどの音声チックが１年以上にわたって出現するものである。汚言とはわいせつな言葉や社会的に受け入れられない言葉で、トゥレット障害では汚言を繰り返し言ってしまうことがある。
3．×　注意欠如・多動性障害（ADHD）とは発達障害のひとつであり、忘れ物が多いなどの不注意、じっとしていられないなどの多動性、順番を待てないなどの衝動性を示すものである。
4．×　Lennox-Gastaut（レノックス・ガストー）症候群とは２〜８歳に発症する難治性てんかんである。強直発作や非定型欠神発作、脱力発作を中心とした多彩なてんかん発作が出現する。また、睡眠時の速律動、全般性遅棘徐波複合といった特徴的な脳波所見がみとめられる。

[問題66]　正解：4
1．×　リカバリとは、患者が中心となり自分の人生を取り戻そうとする過程である。また、本人のチャレンジや主体的な選択を尊重し、それを支援することである。
2．×　ストレングスとは、強み、力という意味を持ち、患者自身が元々持つ強みのことである。
3．×　レジリエンスとは、困難に耐えて自分自身を修復する心の回復力、ストレスをはね返すしなやかさと持続性を持った反発力のことである。
4．○　エンパワメントとは、患者の権利や力を認め、尊重し、患者自身が自分には選ぶ権利があり、それを実現できることを自覚できるようにはたらきかけ、患者が社会生活に必要な技能や能力を獲得するための支援のことである。

[問題67]　正解：4
1．×　障害基礎年金は、障害者として認定され、国民年金に加入していた場合に受け取ることができる年金である。国民年金法で規定されている。
2．×　従業員が一定数以上の規模の事業者は、従業員に占める身体障害者・知的障害者・精神障害者の割合を法定雇用率以上にする義務がある。障害者雇用促進法で規定されている。
3．×　精神障害者保健福祉手帳は精神障害のため長期にわたり日常生活、社会生活に制限がある人を対象に交付されるものである。精神保健福祉法で規定されている。
4．○　自立支援医療（精神通院医療）は、障害者の日常生活及び社会生活を総合的に支援するための法律（障害者総合支援法）で規定されている公費負担制度であり、精神疾患・精神障害での通院医療にかかる費用の上限を定めて自己負担を少なくするための制度である。

[問題68]　正解：1
　判断能力が不十分な人を保護する制度を後見制度という。後見制度には未成年者を対象とした未成年後見、成年者を対象とした成年後見がある。さらに、成年後見には法定後見と任意後見がある。法定後見は、例えば４親等以内の親族がいないような場合に家庭裁判所の審理のうえで開

始される制度である。任意後見は、判断能力が不十分になる前に、自ら選定した任意後見受任者と契約し、代理権を与えておく制度である。

1．○　成年後見人は、判断能力が不十分になった人を支援する役割を持つ。成年後見人が財産管理や身上監護として医療や福祉サービスの手続きを行うため、成年後見人にAさんの訪問看護計画の説明を行うことは適切である。
2．×　訪問看護において利用者の経済状況を詳細に知ることはない。また、それを民生委員に知らせることも不適切である。
3．×　電子メールに訪問記録を添付することは情報漏洩の危険があるため不適切である。
4．×　Aさんのケアプランを他の利用者に見せることは不適切である。

[問題69]　正解：4
1．×　地震などで停電した場合に、電気のブレーカーを落としてから避難することで、後の通電火災の予防になるが、酸素吸入より優先度は高くない。
2．×　停電時を想定した避難行動についての指導であるため、停電によってAさんに生じるリスクを低減させるための指導が優先される。したがって、酸素ボンベへの切り替えのための指導の優先度が高い。
3．×　まずは、自身の安全確保が優先される。したがって、Aさんの場合は停電した場合酸素濃縮器が使用できなくなるため、酸素ボンベに切り替えることが優先される。なお、訪問看護ステーションへの連絡など、災害時の連絡ルートについて、混乱や二次災害を防ぐためにも事前に決めておくことは必要である。
4．○　停電により酸素濃縮器が使用できなくなるため、酸素ボンベに切り替える必要があり、優先度が高い。

[問題70]　正解：1
1．○　福祉用具貸与は、介護保険制度において都道府県が指定・監督を行う居宅サービスのひとつである。
2．×　小規模多機能型居宅介護は地域密着型サービスであり、市町村が指定・監督を行う。
3．×　定期巡回・随時対応型訪問介護看護は地域密着型サービスであり、市町村が指定・監督を行う。
4．×　認知症対応型共同生活介護（グループホーム）は地域密着型サービスであり、市町村が指定・監督を行う。

[問題71]　正解：4
1．×　Aさんは左不全麻痺である。麻痺側で手すりを持つと、身体を支えることができず転倒の危険があるため不適切である。
2．×　Aさんは左不全麻痺である。麻痺側である左足から浴槽に入ると、身体を支えることができず転倒の危険があるため不適切である。
3．×　浴室内は滑りやすく、杖での移動は転倒の危険があるため不適切である。
4．○　入浴台（バスボード）を使うことで、座位で安定した状態で浴槽から出られるため、より安全に入浴することができる。

82

[問題72]　正解：4

　看護マネジメントのプロセスは計画、組織化、指揮、統制の4つで構成されている。

1．×　看護職員の仕事への動機付けは、看護マネジメントのプロセスの「指揮」である。

2．×　病棟の目標をもとに看護活動の年間計画を立案するのは、看護マネジメントのプロセスの「計画」である。

3．×　褥瘡ケアの改善に取り組むための担当チームを構成するのは、看護マネジメントのプロセスの「組織化」である。

4．○　病棟の1年間の業務評価に基づき看護活動の計画を修正するのは、看護マネジメントのプロセスの「統制」である。

[問題73]　正解：1

1．○　労働安全衛生法に「心理的な負担の程度を把握するための検査等」に関する規程があり、労働安全衛生規則に「心理的な負担の程度を把握するための検査の実施方法」として「事業者は、常時使用する労働者に対し、一年以内ごとに一回、定期に、次に掲げる事項について法第六十六条の十第一項に規定する心理的な負担の程度を把握するための検査（以下この節において「検査」という。）を行わなければならない」としている。なお、この検査は労働安全衛生法で、常時従業員が50名以上の職場において義務化されており、問題文の「職員数が300人の病院の看護師の働き方に関するマネジメント」として必要なものである。

2．×　労働基準法に「八時間を超える場合においては少なくとも一時間の休憩時間を労働時間の途中に与えなければならない」とある。

3．×　労働基準法に「使用者は、生理日の就業が著しく困難な女性が休暇を請求したときは、その者を生理日に就業させてはならない」とある。

4．×　労働基準法に「使用者は、妊産婦が請求した場合においては、（中略）時間外労働をさせてはならず、又は休日に労働させてはならない」とある。

[問題74]　正解：3

　プライマリヘルスケアには、ⅰ．住民の主体的参加、ⅱ．ニーズの指向性、ⅲ．資源の有効活用、ⅳ．協調と統合の4つの原則がある。

1．×　プライマリヘルスケアの資源の有効活用の原則では対象圏で入手可能なもの、協調と統合の原則では既存施設などとの連携、協調が挙げられている。5歳未満児死亡率の高い地域では、高度な治療を目的とした活動を行うための物資の入手や施設の利用は困難であり、プライマリヘルスケアの原則からは逸脱している。

2．×　プライマリヘルスケアのニーズの指向性の原則では、ケアの提供は地域住民のニーズに即したヘルスケアであることが必要である。医学的研究の遂行の優先は支援を提供する側のニーズとなりやすく、必ずしも地域住民のニーズと一致しないため、プライマリヘルスケアの原則からは逸脱している。

3．○　派遣先で入手できる資源を利用した活動は、プライマリヘルスケアの資源の有効活用の原則に基づいている。

4．×　プライマリヘルスケアの住民の主体的参加の原則では、活動の中心は地域住民であり、派遣される専門家チームを中心とするものではない。

第112回看護国試解説集●さわ研究所編／啓明書房刊

[問題75]　正解：1

1．○　ラセン器（コルチ器）は、蝸牛管の基底板にある音を感知する装置で、蝸牛管に入った音の周波数を感受する。

2．×　半規管は前庭から突き出た3本のループで、内リンパ液を含み、回転を感受する。

3．×　鼓室は中耳にある空洞で、内部の耳小骨が音波を増幅する。

4．×　鼓膜は外耳道の奥にある楕円形の薄い膜で、音波を振動に変えて耳小骨に伝える。

5．×　前庭は蝸牛と半規管をつなぐ部位で、平衡砂（耳石）を含み、傾きを感受する。

[問題76]　正解：2

　正常な糸球体では分子の直径が大きな物質は濾過されない。したがって、アルブミン（分子量66,000）やγ-グロブリン（分子量156,000）などの大きな血漿蛋白質や、もともと蛋白質で構成されている赤血球などの血球は濾過されない。

1．×　フィブリノゲン（分子量340,000）は分子量の大きい蛋白質なので濾過されない。

2．○　ミオグロビン（分子量17,200）は分子量の小さい蛋白質なので濾過される。

3．×　アルブミン（分子量66,000）は分子量の大きい蛋白質なので濾過されない。

4．×　血小板は蛋白質で構成される血球なので濾過されない。

5．×　赤血球は蛋白質で構成される血球なので濾過されない。

[問題77]　正解：3

　体温低下は熱放散や熱産生低下によって起こる。ヒトの熱放散は、呼吸に伴う熱放散、体表面からの熱の伝導・放射による熱放散、発汗に伴う蒸散による熱放散などがある。また、熱産生は、身体活動による熱産生、甲状腺ホルモンやアドレナリンの代謝・亢進による熱産生などがある。

1．×　対流による体熱の放散は、体表面の液体や気流が温度の違いによって動くことで熱移動が起こるものである。冷たい川に飛び込んだときには、対流よりも熱の伝導の方がはやく起こるため、急激に体温が低下する原因は、熱伝導による体熱の放散であると考えられる。

2．×　放射による体熱の放散は、身体で産生された熱が血液を介して体表面に運ばれ、体表面周囲の温度が低い場合に熱の移動が体表面から周囲の液体や気体に起こるものである。冷たい川に飛び込むと血管は急激に収縮し、体温の放熱をしないように作用するため、放熱による体温の放散は考えにくい。

3．○　冷たい川に飛び込んだときに急激に体温が低下する原因は、熱伝導による体熱の放散によるものである。熱は高い方から低い方へ移動する性質があり、これを熱伝導という。冷たい川に飛び込んだときに、川の水より温度の高い体表面から川の水へ熱が移動することにより、急激に体温が低下する。

4．×　代謝による熱エネルギー産生の低下は甲状腺機能低下症などの代謝低下で起こる。冷たい川に飛び込んだために起こるものではない。

5．×　骨格筋における熱エネルギー産生の低下は、高齢による骨格筋量の減少や活動の低下などにより起こる。冷たい川に飛び込んだために起こるものではない。

[問題78]　正解：5

1．×　発熱は炎症や感染によって現れるが、インスリンの過剰投与で現れる症候ではない。

2．×　浮腫は心不全や膠質浸透圧の低下などによって現れるが、インスリンの過剰投与で現れる症候ではない。

3．×　口渇感は糖尿病の典型症状などで現れるが、インスリンの過剰投与で現れる症候ではない。

4．×　顔面紅潮は更年期障害、代謝の亢進、血管拡張薬の副作用（有害事象）などで現れるが、インスリンの過剰投与で現れる症候ではない。

5．○　インスリンを過剰投与すると血糖値が下がる。それにより現れる低血糖症状には冷汗、動悸、意識障害、けいれん、手足のふるえ、などがある。

[問題79]　正解：2

1．×　僧帽弁狭窄症では、弁の肥厚と可動性の低下から弁口面積が縮小する。

2．○　僧帽弁狭窄症では、左心房から左心室に流入する血液が障害されるため、左心房内圧が上昇する。

3．×　僧帽弁狭窄症では、左心不全症状として呼吸困難、動悸、血痰、易疲労などがみられるが、狭心痛はみられない。

4．×　僧帽弁狭窄症は、溶連菌などの感染に続発するリウマチ性弁膜炎の後遺症として起こるものが多い。

5．×　僧帽弁狭窄症では、心尖部（左第5肋間の鎖骨中線（乳頭線）上）で拡張期に雑音を聴取する。

[問題80]　正解：3

1．×　頭部MRI画像である。脳血管疾患や脳腫瘍の診断などに用いる。

2．×　胸部エックス線画像である。心不全や肺癌など、胸部の大まかな診断に用いる。

3．○　冠動脈血管造影である。心筋梗塞や狭心症などで冠動脈の障害部位の特定に用いる。

4．×　MIBGスキャン画像である。MIBGはノルアドレナリンと似た物質で副腎髄質などに発生する神経芽腫の診断などに用いる。

5．×　腹部CT画像である。腹部の腫瘍や急性虫垂炎の診断などに用いる。

[問題81]　正解：5

1．×　変形性膝関節症は中年以降の肥満女性に多い。

2．×　変形性膝関節症は肥満による膝の負荷が原因であることが多いため、まずは減量と大腿四頭筋の筋力強化などを勧める。

3．×　変形性膝関節症は変形性関節症の中で最も頻度が高い。

4．×　変形性膝関節症は二次性（続発性）のものよりも一次性（原発性）のものが多い。

5．○　変形性膝関節症では、手術療法以外で骨の変形が自然に治ることはなく、何の治療も施さなければ経時的に進行していく。

[問題82]　正解：1

　学校保健安全法第19条では、感染症に罹患した場合の出席停止について規定している。学校において特に予防すべき感染症は、第一種、第二種、第三種の3種に分類される。

1．○　インフルエンザ（特定鳥インフルエンザおよび新型インフルエンザ等感染症を除く）は

第112回看護国試解説集●さわ研究所編／啓明書房刊

第二種に分類されている。

2．× 細菌性赤痢は第三種に分類されている。

3．× ジフテリアは第一種に分類されている。

4．× 腸チフスは第三種に分類されている。

5．× 流行性角結膜炎は第三種に分類されている。

[問題83] 正解：2

1．× 成人の正常な脈拍は60～90/分であり、脈拍70/分は正常範囲内である。

2．〇 成人の正常な体温は36～37℃であり、35℃未満は低体温に分類される。体温34.4℃は明らかに正常を逸脱しており、緊急に対応が必要である。

3．× 成人の正常な呼吸数は12～20/分であり、呼吸数14/分は正常範囲内である。

4．× 成人の血圧は140/90mmHg以上が高血圧である。130/80mmHgは高値の血圧ではあるものの、緊急に対応が必要な状態とはいえない。

5．× グラスゴー・コーマ・スケール（GCS）15点はスケールの中で最も良い状態であり、緊急に対応が必要な状態ではない。

[問題84] 正解：4

1．× 老化により膀胱の萎縮が起こるため容量が減少することや、膀胱に尿が充満してから尿意を感じるため、排尿を我慢することが難しくなり頻尿になりやすい。

2．× 老化により膀胱が萎縮し膀胱容量が減少する。

3．× 老化により夜間睡眠中の抗利尿ホルモン（バソプレシン）の分泌が低下することで夜間の尿量が増加し頻尿になりやすい。

4．〇 老化により膀胱の弾力性が低下するため、残尿量が増加しやすい。

5．× 老化により尿濃縮力が低下するため、尿比重が低下しやすい。

[問題85] 正解：5

1．× ツベルクリン反応は結核菌感染の有無を知る検査である。以前は、BCG接種対象年齢が4歳未満であったため、乳幼児にツベルクリン反応検査を行って、陰性者のみにBCG接種をしていた。しかし、平成17年（2005年）4月より対象年齢が1歳未満となったため、接種対象者は結核菌に感染している可能性が低い（推定で0.02％以下）と考えられ、ツベルクリン反応検査を省略し、BCG直接接種となっている。

2．× ロタウイルスワクチンは生ワクチンである。

3．× ポリオウイルスワクチンは四種混合ワクチンに含まれ、定期接種である。

4．× 平成18年（2006年）より麻疹ウイルスワクチンは2回接種となっている。満1歳をむかえた時と就学前の時期の2回接種する。

5．〇 ヒトパピローマウイルス（HPV）ワクチンは子宮頸癌を予防するワクチンで、定期接種である。投与方法は筋肉内注射である。

[問題86] 正解：2・5

1．× 眼球の突出はバセドウ病などでみられるが、緑内障ではみられない。

2．〇 緑内障では眼圧の上昇によって視神経が萎縮し、萎縮した視神経が担当していた部分が

見えづらくなっていく。

3．× 硝子体の混濁はぶどう膜炎などでみられるが、緑内障ではみられない。

4．× 眼底出血は糖尿病や高血圧などでみられるが、緑内障ではみられない。

5．○ 緑内障の主な原因は眼圧の上昇である。眼球の房水がうまく排出されないことで、眼圧が上がることが多い。ただし、緑内障患者で眼圧が正常な場合もあり、眼圧以外の原因もあるとされるが、明確な機序は不明である。

[問題87]　正解：2・3

1．× 骨量の減少と脱水に関連性はない。

2．○ 筋肉組織の約7〜8割が水分である。加齢に伴い筋肉量が減少することで体内の水分備蓄が少なくなり脱水が起こりやすくなる。

3．○ 加齢に伴い筋肉量が減少することで、細胞内液量も減少するために体内の水分備蓄が少なくなり脱水が起こりやすくなる。

4．× 渇中枢の感受性が低下し、のどの渇きを感じにくくなる。そのため、水分が不足した状態となっても補充するための水分摂取をしなくなる傾向となり、脱水が起こりやすくなる。

5．× 特に夜間睡眠中の抗利尿ホルモン（バソプレシン）の反応性が低下し、夜間頻尿が起こることで脱水が起こりやすくなる。

[問題88]　正解：1・3

1．○ 応急入院とは、精神保健指定医による診察の結果、精神障害者であり、医療と保護のためにただちに入院の必要があると判断されたものの、本人の同意、その家族等の同意を得ることができない場合に72時間以内に限り応急入院指定病院に入院させることができるものであると、精神保健及び精神障害者福祉に関する法律（精神保健福祉法）に定められている。なお、特定医師（医籍登録後4年以上、2年以上の精神科診察経験がある者）の場合は12時間以内の入院となる。

2．× 緊急措置入院は都道府県知事の権限により行われる入院である。そのため、本人と家族が退院を希望しても、精神保健指定医の診察の結果、自傷他害の恐れが無くなったと判断し、措置入院者の症状消退届を最寄りの保健所長を通じて都道府県知事に届け出た後に、都道府県知事の権限で措置解除が行われるまでは退院できない。

3．○ 精神医療審査会とは、精神保健及び精神障害者福祉に関する法律（精神保健福祉法）に基づき都道府県医ごとに設置された機関であり、精神科病院入院患者に適切な医療が提供されているか、人権侵害が行われていないかについて調査・審査する機関である。精神医療審査会の委員は医師、法律家、有識者等で構成されている。精神科病院に措置入院中の患者やその家族等は精神医療審査会へ退院請求を申し出ることができる。

4．× 任意入院は患者本人の同意による入院であり、本人から退院の申し出があれば退院させなければならないが、精神保健指定が医療及び保護のために入院を継続する必要があると認めたときは72時間に限り退院を制限することができる。なお、特定医師の場合は12時間を限度に退院を制限できる。

5．× 医療保護入院は、精神保健指定医の診察の結果、家族等（配偶者、親権者、扶養義務者、後見人または保佐人）のいずれかの同意により、本人の同意を得ることなく入院させる

ものである。2名の精神保健指定医の一致した判断が必要なのは措置入院である。

[問題89]　正解：2・5

　クリニカルパスとは、良質な医療を効率的、かつ安全、適正に提供するための手段として開発された診療計画表のことである。看護のクリニカルパスでは、看護計画の内容に沿って、実施すべき看護及び成果（アウトカム）が記載されている。また、アウトカムの目標からの逸脱をバリアンスという。

1．×　クリニカルパスは在宅療養にも適用できる。
2．○　医療者と患者が治療計画を共有できるところがクリニカルパスの利点である。
3．×　バリアンス発生の評価や判断は毎日行う。
4．×　クリニカルパスの利用によって多職種間のコミュニケーションが不要になることはない。
5．○　クリニカルパスの利用によって一定の質を保った治療と看護ケアの提供につながる。

[問題90]　正解：1・2

　看護のアウトカムは、ケアの結果として患者やその家族に対してみられるものを評価する。ⅰ．患者の満足度、ⅱ．インシデントの発生頻度を評価の対象としており、インシデントの評価項目としては、転倒・転落・褥瘡・院内感染・誤薬の発生率を用いる。

1．○
2．○
3．×
4．×
5．×

[問題91]　正解：1

1．○　生体腎移植では原則、自分の腎臓は残したまま提供された腎臓を骨盤内に入れ、新たに膀胱につなぐ。手術直後から尿量が増えてくるのが順調な経過といえることから、優先度の高い観察項目である。
2．×　生体腎移植では術後に血糖値が上昇することはあるが、Aさんに糖尿病の情報などはなく優先度が高いとはいえない。
3．×　生体腎移植では術後に白血球数が上昇することはあるが、優先度の高い観察項目とはいえない。
4．×　シャント音の観察はシャントの状態を知る上では必要だが、生体腎移植の術後の観察として優先度が高いとはいえない。

[問題92]　正解：2

1．×　免疫抑制薬の服用により易感染状態となるため、退院後は飼い犬も感染リスクと成り得る。腎移植後半年間は飼い犬を別の場所で預かってもらうなどの提案をする。
2．○　タクロリムスはグレープフルーツとの併用により代謝が阻害され、血中濃度が上昇するため併用注意となる。
3．×　タクロリムスなどの免疫抑制薬では、風疹の生ワクチンの接種により、風疹を発症する可能性があるので投与禁忌となる。

4．× タクロリムスなどの免疫抑制薬を2回分まとめて服用すると血中濃度が上昇し、腎障害
などの副作用（有害事象）が発現することがあるため、不適切である。

[問題93]　正解：4
1．× 蛋白質の摂取制限は腎障害がある場合や透析中は必要だが、生体腎移植手術では移植腎
の生着によって解除される。
2．× 生体腎移植手術では術後1か月で腎機能が安定したら月1回程度の通院となる。
3．× 水分の制限は腎障害がある場合や透析中は必要だが、生体腎移植手術では移植腎の生着
によって厳密な水分制限は解除される。
4．○ 生体腎移植手術では、術後の合併症による腎障害が起こることがある。浮腫や尿量の減
少などの症状がみられ、体重が増加するため、日々の体重管理により早期に発見するこ
とができる。そのため、毎日の体重管理は継続が必要となる。

[問題94]　正解：2
1．× 心膜炎では、心筋逸脱酵素のクレアチンキナーゼやトロポニンの上昇や、心電図のST上
昇、胸部エックス線検査による心陰影の拡大、心膜摩擦音の聴取などがみられる。全身
性エリテマトーデス（SLE）に関連した心膜炎もあるが、Aさんの情報には12誘導心電図、
胸部エックス線写真ともに異常所見がないということから心膜炎が生じているとは考え
にくい。
2．○ 全身性エリテマトーデス（SLE）には、血球減少として自己免疫性溶血性貧血がある。
Aさんの血液所見では、貧血の指標となる赤血球は260万/μL（基準値：380〜500万/
μL）、Hbは9.0g/dL（基準値：12〜15g/dL）とあり、それぞれ成人女性の基準値を下回っ
ている。赤血球の減少を伴っている貧血のため、溶血性貧血を生じている可能性が高い
と考えられる。
3．× 全身性エリテマトーデス（SLE）の症状のひとつのループス腎炎では、蛋白尿、血尿な
どがみられる。Aさんの血液所見では、腎機能の指標となる尿素窒素16mg/dL（基準値：
9〜21mg/dL）、クレアチニン0.8mg/dL（基準値：0.46〜0.82mg/dL）でともに基
準値内である。また、尿蛋白（−）という情報からループス腎炎が生じているとは考え
にくい。
4．× 全身性エリテマトーデス（SLE）の症状のひとつの中枢神経ループスでは、けいれん、
意識障害、うつ状態、脳血管障害などがみられるが、Aさんの情報にはこのようなもの
がないため、中枢神経ループスが生じているとは考えにくい。

[問題95]　正解：4
　副腎皮質ステロイド薬の副作用（有害事象）には、易感染性、高血糖、中心性肥満（満月様顔
貌含む）などがある。
1．× 外見の変化に気持ちが落ち込んでいるAさんに対して、気にする必要はないと励ますの
は不適切である。
2．× 気持ちが落ち込んでいるAさんには、パートナーが心の支えとなる可能性が高く、面会
を制限する対応は不適切である。
3．× 外見の変化を気にしているAさんに対して、外見よりも病気の治療を優先するといった

説明は不適切である。

4. ○ 副腎皮質ステロイド薬の副作用として満月様顔貌が出現する可能性があると分かっていても、実際に外見の変化がみられると辛いものである。薬の量が減れば満月様顔貌が軽減するといったように、今後、どのような状況となっていくのかについて説明することで、Aさんの不安の緩和をはかることが適切である。

[問題96]　正解：3

1. × Aさんの職業は美容師であり接客業である。接客業は多くの人に接する職業であり、副腎皮質ステロイド薬の副作用（有害事象）の易感染性という点から「すぐに復職できます」と説明するのは不適切である。

2. × 全身性エリテマトーデス（SLE）は心機能や腎機能が低下することがある疾患であり、また、妊娠によって増悪する可能性がある疾患である。疾患のコントロールを適切に行わないと妊娠・出産は難しく、退院指導で避妊が不要であると説明するのは不適切である。

3. ○ 全身性エリテマトーデス（SLE）では、レイノー現象という手足の血液循環が悪くなって青白くなる症状がみられることがある。これは冷気にさらされると起こりやすくなるため、「身体を冷やさないでください」という指導は適切である。

4. × 全身性エリテマトーデス（SLE）は紫外線によって皮膚症状が悪化することがある。くもりの日でも紫外線は多いため、屋外でのゴルフは推奨されない。

[問題97]　正解：4

1. × 患者が補聴器を使用している際に、必要以上に大きな声で話すとむしろ聞き取りづらくなる。通常の音量で話す。

2. × 正面から顔や口元が見えるように話しかけるとよいが、身体に触れてから話しかける必要はない。

3. × Aさんには光を異常にまぶしく感じる羞明があるため、窓際の明るい場所でのオリエンテーションは不適切である。

4. ○ パンフレットは白黒よりもカラーがみやすい。寒色系の文字は見づらいので避け、強調したいポイントは赤色や橙色等の太字を用いるとよい。

[問題98]　正解：4

1. × 手術直後からガーゼや眼帯で目を覆う。翌日からガーゼを外し、術後の点眼が開始される。

2. × 洗顔は手術後約1週間、医師の許可が出るまでは行えない。

3. × 手術後約1～2時間はベッド上安静とする。

4. ○ 医師の許可があるまでは、手術した目を強くこすったり、抑えたり、目や頭に衝撃のかかる運動や強く振る動作はしない。

[問題99]　正解：2

1. × 緑茶にはカフェインが含まれ、夕食後に摂取すると入眠が困難になるおそれがあるため避ける。

2. ○ 日中に適度な活動をすることで夜に眠りやすくなるため、ベッドから離れて過ごすことを促すのは適切である。

3．× 眠れないのに我慢してベッドに横になっていると、不眠が悪化するとされている。眠れない場合は不眠対策として、ベッドから出ることが勧められる。術後の状態を考慮した上で、デイルームでしばらく過ごすといった方法が考えられる。また、明け方に訴えがあったのであればしばらくベッドに横になっていてよいと考えられるが、本文に正確な時間帯が記載されていないため、日中の活動を促す方がより適切である。

4．× 本人の発言を否定しており不適切である。

[問題100]　正解：2

1．× 頸部を後屈した体位は誤嚥しやすく不適切である。特に、Aさんにはむせがあるという情報があるため、誤嚥しやすい体位はとらないように注意する。

2．○ Aさんは食事中に姿勢が崩れることが多いという情報があるので、クッションなどを用いて座位時の体幹を安定させるとよい。

3．× 嚥下体操は食前に実施する。食後ではない。

4．× Aさん本人ができることは本人にやってもらい、ADLを下げないようにする。全介助の必要はない。

[問題101]　正解：4

1．× オンオフ現象はスイッチを入れたり切ったりするように急激に症状が変動する現象である。予測不可能であることが特徴的で、会話中に急に表情がなくなったり、声が小さくなったり、手足の震えが出現していたことから、これまでAさんには経過中オンオフ現象がみられていたと考えられる。

2．× ジスキネジアは口唇や舌が自分の意思とは関係なく勝手に動いてしまうものである。Aさんにそのような症状があるという情報はない。

3．× アナフィラキシー反応は急激に発症するアレルギー反応のことである。急激な血圧低下や意識低下などがみられることがあるが、Aさんにそのような症状があるという情報はない。

4．○ ウェアリングオフ現象とは、レボドパ（L-dopa）の長期服用による副作用（有害事象）のひとつで、薬効時間が1〜2時間に短縮し、次の服用までに効果が切れ、症状の悪化がみられることである。Aさんは薬を内服すると症状は改善するが、2時間後には同じような症状が現れるということから、ウェアリングオフ現象がみられている。

[問題102]　正解：2

1．× Aさんにとって階段昇降30分は負荷が強すぎる。

2．○ パーキンソン病では前傾姿勢で腕振りが小さくなる傾向があるので、腕を大きく振るよう意識するよう指導するのは適切である。

3．× パーキンソン病では症状として小刻み歩行がみられるので、小刻みに歩くよう指導するのは不適切である。つま先を持ち上げて、踏み出した足が踵から地面に着くように意識するよう指導する。

4．× Aさんにとって毎日1kmの歩行は負荷が強すぎる。

[問題103]　正解：4・5

1．× γ-グロブリン製剤は血液製剤であり、重篤な副作用（有害事象）が起こることがあるため、投与中は定期的に観察し異常の早期発見に努める必要がある。そのため、Aちゃんと病棟を離れて売店に行けると母親に伝えるのは不適切である。

2．× 抑制は子どもの人権を侵害しうる行為で、それ以外の方法では対応が不可能なときのみ行うのが原則である。Aちゃんはぐずって泣いているが、暴れて留置針を抜去しようとする仕草などはみられていないため、安易に抑制帯を使用してはならない。

3．× 川崎病では、発熱で不感蒸泄が増加し、口唇症状がみられることから食欲が低下することが多く、脱水になりやすい。必要水分量や電解質バランスを維持する必要があるため、経口水分摂取を制限することはない。

4．○ γ-グロブリン製剤は血液製剤であり、副作用（有害事象）にアナフィラキシーショックや心不全があることから、投与中は心電図モニターを装着する。心電図モニターの装着を確認することは適切である。

5．○ 点滴静脈内留置針の挿入中は、刺入部の発赤、疼痛、腫脹、静脈炎などを観察し、異常を発見した場合はすみやかに点滴を中止し、点滴静脈留置針の差し替えを検討する。

[問題104]　正解：3

1．× 小児科病棟では感染予防のために、小学生以下の病室での面会はできないことが多い。病棟外の家族室などを確保し面会を可能にするなど、個別の対応が求められる。

2．× 家族が過度なストレスをかかえることなく健康的な生活を送れるように、家族全体を支援することが重要である。よって、Aちゃんのことに集中するべきと母親に伝えるのは不適切である。

3．○ Aちゃんの入院によって、兄はAちゃんや母親に会えない寂しさや不安、疎外感を抱くことがあり、このストレスによって身体的・精神的不調をきたすことがある。また、母親も罪悪感や孤立感、不安を抱くことがある。兄や母親が安心して一緒に過ごせる時間を持てるような支援が重要である。

4．× 川崎病の入院期間は施設により様々ではあるが、約10〜14日間程度である。Aちゃんは入院3日目であり、引き続き治療・検査が必要なため退院ができない。

[問題105]　正解：3

　川崎病は、急性期→回復期→遠隔期という経過をたどる。発病から10日ころまでを急性期、10日ころから1か月ころまでを回復期、1か月ころ以降を遠隔期とよぶ。急性期は主要症状が出そろう時期で、回復期は解熱し、主要症状が治まり、膜様の皮むけ（膜様落屑）がみられる時期である。遠隔期はその後をいう。

1．× γ-グロブリン製剤の副作用（有害事象）には、アナフィラキシーショックや心不全、肝障害などがある。皮膚が薄くむけるのは回復期の症状である。

2．× 皮膚のツルゴールが低下するのは中等症以上の脱水がみられる時である。中等症以上の脱水であれば活気がなくなってくる。Aちゃんは活気が出てきており、他に脱水を疑う所見についての記載もないため考えづらい。

3．○ 川崎病の回復期になると指先や爪と皮膚の移行部から膜様の皮むけが起こってくる。

4．× Aちゃんの皮膚症状は回復期の所見であるため、皮膚科の受診は不要である。

[問題106]　正解：4

　子宮収縮抑制薬（リトドリン塩酸塩）投与後に注意すべき症状として、心血管系への影響によって現れる動悸や頻脈、不整脈などがある。そのため、投与開始後は脈拍を注意して観察する必要がある。

1．×
2．×
3．×
4．○

[問題107]　正解：3

　妊娠末期の妊婦が仰臥位をとることにより、増大した子宮によって下大静脈が圧迫され、下半身からの静脈血還流が阻害されて心拍出量が減少し、血圧が低下することを仰臥位低血圧症候群といい、気分不快、嘔吐、めまいなどの低血圧の症状が現れる。Aさんは仰臥位になっており、「気分が悪い」と訴えていることから、仰臥位低血圧症候群となっている可能性が高い。下大静脈は身体の右側を走行しているので、症状の改善のために左側臥位の体位をとって下大静脈の圧迫を解除することが優先される。

1．×
2．×
3．○
4．×

[問題108]　正解：1

1．○　妊娠22週0日から妊娠36週6日までの出産を早期産という。Aさんは妊娠36週5日での分娩であるため、早期産である。
2．×　分娩時出血量が500mLを超える場合を分娩時異常出血という。Aさんの分娩時出血量は350mLのため異常出血ではない。
3．×　分娩開始前の破水を前期破水という。Aさんは子宮口全開大ころに破水をしており、この時期の破水は適時破水である。
4．×　Apgar（アプガー）スコアは通常出生1分後、5分後に測定される。7点以下（6点以下とする文献もある）で新生児仮死と判定される。Aさんの児のアプガースコアは1分後、5分後ともに8点以上であるため、新生児仮死ではない。

[問題109]　正解：2

　正常な経過であれば、新生児の胎便は粘稠性が強く、黒緑色か黒褐色をしており無臭で、生後2～3日程度続く。分娩後の母児の経過は順調であるとの情報から、Aさんの児の便はBが該当する。なお、分娩経過中や分娩時に胎便の排泄がなかった場合には、生後24時間から48時間以内には初回の胎便が排出される。

1．×
2．○
3．×
4．×

[問題110]　正解：4

　Aさんの児の胎外生活への適応は順調に経過しているということや、哺乳回数が1日8回という情報には問題ないものの、吸啜時の乳頭痛と左右の乳頭に軽度の発赤が認められるという情報から不適切なラッチオン（吸着）となっている可能性がある。したがって、ラッチオンの状態を確認することが優先される。

1．×
2．×
3．×
4．○

[問題111]　正解：1

1．○　正期産児で出生時体重2,500gを超える児の日齢4で光線療法開始の目安となるのは血清ビリルビン値18.0mg/dL以上である。Aさんの児は経皮的な情報であるが基準を超えているため、医師への報告が必要である。
2．×　新生児の呼吸数の基準値は40～50/分であり60/分以上は多呼吸で医師への報告が必要である。Aさんの児は55回/分で若干呼吸数は多いが多呼吸とはいえないため、医師への報告はビリルビン値が優先される。なお、呼吸に関しては経時的に観察し、呼吸数が増加していく場合には医師に報告する。
3．×　新生児の心拍数の基準値は安静時で110～140/分である。Aさんの児の心拍数は134/分のため基準値内であり、医師に報告する必要はない。
4．×　新生児の体温は皮膚温36.5～37.5℃が基準値で、直腸温は皮膚温に比べて0.5～1.0℃程度高く測定される。Aさんの児の体温は直腸温で37.3℃という情報から基準値内であり、医師に報告する必要はない。

[問題112]　正解：2

1．×　境界性人格（パーソナリティ）障害では自分の気持ちを言語化できるように援助することが大切であり、歪んだ対処行動や自己像を修正できるように関わっていくことが重要である。最初の対応としてではなく、Aさんが落ち着いたら、過量服薬した場面の振り返りを促す。
2．○　境界性人格（パーソナリティ）障害では怒りなどの自分のやりきれない気持ちを言葉にできないまま、自殺企図などの自分を危険にさらす衝動的な行為を行うことがある。これを行動化という。境界性人格障害患者は慢性的に希死念慮を抱き、その程度が強まったり弱まったりしていることが多く、致命的な結果を招くこともあるため、現在の希死念慮の有無について確認することは最初の対応としては適切である。なお、境界性人格障害の自殺による死亡率は一般人口の約50倍と、とても高い。
3．×　境界性人格（パーソナリティ）障害の患者に責めるような発言を行うと反発を招くことがあるため、大量の睡眠薬を飲まずに残していた理由を追及するというような、否定的な対応は避けるようにする。
4．×　境界性人格（パーソナリティ）障害では、できることとできないことの枠を決めることがある。これを限界設定（リミットセッティング）という。二度と過量服薬しないと約束するのもひとつの限界設定である。しかし、境界性人格障害では怒りなどの自分のや

りきれない気持ちをコントロールすることが困難であり、衝動的な行為を繰り返してしまうため、約束をしてもそれを守ることは難しい。

[問題113]　正解：1
1．○　日勤の看護師がいる時間帯の付き添いで貸出可能という医師の指示を遵守する上で、ハサミの使用目的が分かっても22時に貸し出すことはできない。しかし目的によっては看護師がAさんの代わりにハサミを使用し、目的を遂げることが可能である。
2．×　看護師の付き添いのもとでハサミを貸し出せるのは日勤の看護師がいる時間帯のみである。
3．×　境界性人格障害では、自分の願望や欲求を満たすため、他者を自分の思う方向に動かそうとすることがある。これを対人操作という。看護師Bがハサミを貸してくれたというAさんの発言は対人操作の可能性があり、看護師Bに確認する前に看護師Bが誤った対応をしたと説明することは適切ではない。
4．×　Aさんのことを心配していると伝えること、できないことは断固とした姿勢で拒絶することが大切である。しかしハサミの使用目的によっては看護師が代わりに切ることが可能であり、まずは使用目的を尋ねてから判断する。

[問題114]　正解：4
1．×　Aさんに関わる看護師が治療・看護方針や対応を統一し、すべての看護師が一貫した方針と態度で対応することが大切であり、関わる頻度を減らす必要はない。
2．×　Aさんに関わる医療チームが治療・看護方針や対応を統一し、看護師のチーム全体で対応していく。
3．×　Aさんの対人操作に振り回され、病棟内に亀裂や混乱が生じている。それによりAさんに対して拒否的な態度を示す逆転移を起こしている看護師も現れている。病棟看護師のカンファレンスを頻回に行い、互いの感情を表出し、互いの感情をサポートしていくことが大切である。また、カンファレンスでは情報や治療・看護方針を共有し、Aさんに対して統一した対応ができるようにする。
4．○　Aさんは看護師ごとに言動や態度を変えており、それによって看護師の間で混乱が生じ、Aさんに共感を示す看護師と拒否的な態度を示す看護師に分かれてしまっている。これは看護師がAさんに巻き込まれ、コントロールされてしまっている状態である。看護師はAさんにコントロールされることなく、一貫した対応をしていくことが大切である。そのためには、カンファレンスを頻回に行い、Aさんの行動やそれに対して看護師がどのような言動を行ったか、どのような感情を抱いたか、それによってAさんの状態にどのような変化があったかなどを振り返り、評価していき、それを共有することが大切である。

[問題115]　正解：3
1．×　五十音の文字盤は、文字盤の文字を指さしすることで、言葉を伝えるコミュニケーション手段である。Aちゃんは上肢の動きに誤動作があり、また、手指での細かい作業ができないことから、文字盤への指さしで意思を確認するのは難しい。
2．×　視線で入力できる意思伝達装置として視線入力装置がある。これは、目の動きだけでコ

ンピュータの操作を可能にし、Wordなどに文字を入力することで意思の伝達を可能にする装置である。Aちゃんは視線の動きに誤動作があることから、視線で入力できる意思伝達装置で意思を確認するのは難しい。

3．○　閉じた質問（closed question）は「はい」・「いいえ」や、限定された内容で答えられる質問をいう。Aちゃんはまばたきの回数で「はい」・「いいえ」の意思表示はできるので、入学時の意思確認方法として適切である。

4．×　Aちゃんは上肢の動きに誤動作があり、また、手指での細かい作業ができないことから、カードの指さしで意思を確認するのは難しい。

[問題116]　正解：2

1．×　児童発達支援は、児童発達支援センター等において、主に未就学の障害児に対して基本的動作の指導、知識・技能の付与、集団生活への適応訓練等を提供するものである。Aちゃんは既に小学校に入学しており、また、児童発達支援は通所して受ける支援サービスであることからAちゃん宅で受けられるものではないため母親の訴えに沿ったものではない。

2．○　重度訪問介護は、重度の肢体不自由者で常に介護を必要とする人に対して、入浴・排泄・食事の介護、家事援助、コミュニケーション支援、外出時の移動支援などを行うものである。母親は「Aを登校させるまでが大変」と訴えていることから、自宅で受けられる支援サービスとして適切である。

3．×　放課後等デイサービスは、放課後等デイサービス事業所において、就学している障害児に対して、放課後、学校や家庭とは異なる空間、時間、人、体験等を通じて発達支援を行うものである。通所して受けられる支援サービスであり、母親の訴えに沿ったものではない。

4．×　短期入所（ショートステイ）は、介護者が病気の場合などに、障害者に短期間入所してもらい、施設で入浴・排泄・食事の介護などを行うものである。短期間入所して受けられる支援サービスであることから、母親の訴えに沿ったものではない。

[問題117]　正解：4

1．×　学校の行事に参加することで、母親の喜びや苦労を理解してもらえる友達ができるとはいえない。

2．×　仕事を始めることで、母親の喜びや苦労を理解してもらえる友達ができるとはいえない。

3．×　障害を持っているのはAちゃんであり、Aちゃんの姉の友達の親に話しかけて、母親の喜びや苦労を理解してもらえる友達ができるとはいえない。

4．○　障害児の家族には、障害児本人とは異なる深い悩みや苦しみがある。障害のある子どもを持つ家族の会は、同じような悩み・苦しみを持つ家族が体験を共有することで、仲間づくりや自分自身の理解を深めることができるようになることが期待されるため、母親への提案として最も適切である。

[問題118]　正解：2

1．×　Aさんは脈拍98/分、血圧92/50mmHgでショックインデックス（SI）が1を超えている。ショックインデックスは心拍数/収縮期血圧で算出し、出血量、ショックの重症度を評価

第112回看護国試解説集●さわ研究所編／啓明書房刊

するために用いる指標であり、1.0以上で出血性ショックと判断される。また、呼びかけに応じるが反応が遅いなど意識の低下もみられるため、頭部の循環血液量を確保するために上半身の挙上は行わない。

2．○ Aさんは吐血しており、意識の低下もみられるため、誤嚥・窒息防止のために身体を側臥位にし、顔を横に向ける。

3．× Aさんは吐血により循環血液量が減少している状態である。頭部の血液循環量を保つため、頭部の冷罨法は行わない。

4．× Aさんの経皮的動脈血酸素飽和度（SpO₂）は98％で基準値内（95～100％）であり、経皮的動脈血酸素飽和度は保たれているため酸素療法の必要性があるとは考えにくい。

[問題119]　正解：2

1．× 食道静脈瘤硬化療法の合併症には胸部痛、発熱、食道潰瘍、食道狭窄、腎機能障害などがある。食道潰瘍が起こると下血がみられることがあるが、直後に注意すべき症状ではない。

2．○ 食道静脈瘤硬化療法の合併症に胸部痛、発熱、食道潰瘍、食道狭窄、腎機能障害などがあるため、食道静脈瘤硬化療法直後は胸部痛に注意する。

3．× 肝硬変では肝機能低下や門脈圧亢進症により血液凝固障害が起こり、血小板数が3万/μL以下になると出血傾向がみられることがある。出血傾向で皮下出血がみられることが考えられるが、現在、Aさんの血小板数は15万/μLで、プロトロンビン時間（PT）が10秒85％と基準範囲内であるため、注意すべき症状ではない。

4．× 手指の振戦はアルコール依存症の離脱症状や肝性脳症などでみられることがあるが、食道静脈瘤硬化療法直後に注意すべき症状ではない。

[問題120]　正解：4

1．× アルコール依存症には精神依存がある。それにより精神的欲求が強くなり、アルコールに対する摂取欲求（渇望）により自らのコントロールが困難になる。そのため、「断酒をする意思を強く持ちましょう」という声かけは不適切である。

2．× Aさんの悩みに対する返答になっていない。

3．× 入院中は飲酒をやめられていても、退院後に自宅に戻ることで危機感が薄れたり、解放感から再飲酒をしてしまったり、ストレスなどがきっかけで再飲酒をしてしまうことがあるため、「入院中も飲酒をやめられているので大丈夫です」という声かけは不適切である。Aさんがアルコールを飲みたくなるきっかけを話し合い、その際の対処を具体的に準備できるように支援する。

4．○ アルコール依存症の患者が自らの意思のみで断酒を継続し続けることは難しい。そのため、同じ状況にある仲間と一緒にモチベーションを保ちながら断酒を継続することが大切であることから、「アルコールの問題で悩んでいる人たちとの話し合いに参加してみましょう」という声かけが適切である。なお、同じ問題をかかえる人たちが集まり、相互理解や支援をし合うグループのことをセルフヘルプグループ（自助グループ）といい、アルコール依存症のセルフヘルプグループには断酒会やアルコホーリクス・アノニマス（AA）などがある。

第112回看護師国家試験 解答

―午後問題―

第112回看護国試解説集●さわ研究所編／啓明書房刊

［問題1］　正解：2

　0歳児の平均余命を平均寿命という。0歳男児の平均余命とは、男性の平均寿命のことで、令和元年（2019年）では81.41年である。なお、女性の平均寿命は87.45年である。

1．×
2．○
3．×
4．×

［問題2］　正解：2

　健康日本21（第二次）における1日の塩分摂取量の目標値は男女ともに8.0gである。

1．×
2．○
3．×
4．×

［問題3］　正解：3

1．×　コレラはコレラ菌に感染することで起こる疾患で、飲食物を介した経口感染が主な感染経路である。

2．×　A型肝炎はA型肝炎ウイルスに感染することで起こる疾患で、飲食物を介した経口感染が主な感染経路である。

3．○　レジオネラ肺炎はレジオネラ属菌に感染することで起こる疾患である。レジオネラ属菌は自然界（温泉、河川、土壌など）に生息している細菌で、レジオネラ肺炎の主な感染経路はレジオネラ属菌に汚染されたエアロゾル（細かい霧や水しぶき）の吸入である。循環式浴槽は主要なレジオネラ肺炎の感染源になっている。

4．×　後天性免疫不全症候群（AIDS）はヒト免疫不全ウイルス（HIV）の感染によって起こる疾患である。HIVに感染し、免疫機能が徐々に低下したのち、エイズ指標疾患を発症した時点でAIDSと診断される。HIVは性行為による感染、血液感染、母子感染が主な感染経路となっている。

［問題4］　正解：3

　国民健康保険は0歳から75歳未満まで加入できる地域保険である。加入者の自己負担割合は、義務教育就学前は2割、就学後から70歳未満は3割、70歳から75歳未満は2割（現役並みの所得者は3割）となっている。したがって40歳の自営業者は3割負担となる。

1．×
2．×
3．○
4．×

［問題5］　正解：3

　看護師は正当な理由がなく、その業務上知り得た人の秘密を漏らしてはならないとされており、これを看護師の守秘義務という。

1．×　刑法では、看護師に対する守秘義務の規定はない。ただし、助産師については、刑法第134条に「医師、薬剤師、医薬品販売業者、助産師、弁護士、弁護人、公証人又はこれらの職にあった者が、正当な理由がないのに、その業務上取り扱ったことについて知り得た人の秘密を漏らしたときは、六月以下の懲役又は十万円以下の罰金に処する。」とあり、罰則規定が定められている。

2．×　医療法では、看護師に対する守秘義務の規程はない。医療法は、病院・診療所・助産所の定義や医療計画、医療安全支援センターなどについて規定している。

3．○　保健師助産師看護師法第42条の2に看護師に対する守秘義務の規定がされている。

4．×　看護師等の人材確保の促進に関する法律に看護師に対する守秘義務の規定はない。看護師等の人材確保の促進に関する法律は、ナースセンターや離職届などについて規定している。

[問題6]　正解：2

　乳児の頭蓋骨は、各骨の接合部にすきまがみられる。頭頂骨と前頭骨に囲まれたひし形のすきまの部分を大泉門、頭頂骨と後頭骨に囲まれたすきまの部分を小泉門という。大泉門は1歳6か月ころに、小泉門は生後3か月ころに閉鎖する。

1．×
2．○
3．×
4．×

[問題7]　正解：1

　出生後数日間は、哺乳量に比べて、尿や胎便の排泄、不感蒸泄などが多いことから出生体重の5〜10％が減少する。これを生理的体重減少といい、通常、生後3日前後で最低体重となり、生後7〜10日に出生体重に戻る。

1．○
2．×
3．×
4．×

[問題8]　正解：3

　エリクソンは人が誕生してから死に至るまでの生涯をライフサイクルと表現し、8段階で示した。各発達段階で達成すべき心理社会的課題を提示している。

1．×　「親密　対　孤立」は前成人期の心理社会的課題である。
2．×　「自律性　対　恥・疑惑」は幼児前期の心理社会的課題である。
3．○　「勤勉性　対　劣等感」は学童期の心理社会的課題である。
4．×　「自我同一性（アイデンティティ）の確立　対　自我同一性（アイデンティティ）の拡散」は青年期の心理社会的課題である。

[問題9]　正解：3

　家族の形態が多様化している現代社会において、家族の定義は難しいものになり、学問領域に

第112回看護国試解説集●さわ研究所編／啓明書房刊

よって異なる。看護学領域では、フリードマン（M.M.Friedman）の定義が主に用いられる。フリードマンは家族を「絆を共有し、情緒的な親密さによって互いに結びついた、家族として自覚している２人以上の成員」としている。

なお、国勢調査などの人口統計においては、単身生活者も世帯と把握される。

1．×

2．×

3．○

4．×

[問題10]　正解：2

1．×　病気の治療は、病院や診療所の業務である。

2．○　住民の健康診査は、地域保健法に規定されている市町村保健センターの業務である。市町村保健センターは、地域住民に対し、健康相談、保健指導、健康診査などの業務を行う施設である。

3．×　看護師免許申請の受理は、保健所（一部の県においては県庁）の業務である。

4．×　専門的で広域的な健康課題への対応は、保健所の業務である。

[問題11]　正解：4

1．×　瞳孔散大は交感神経の作用である。

2．×　気管支拡張は交感神経の作用である。

3．×　心拍数の増加は交感神経の作用である。

4．○　消化液分泌の促進は副交感神経の作用である。

	交感神経の影響	副交感神経の影響
瞳　　孔	散大（拡張）	縮瞳（収縮）
唾 液 腺	粘性唾液分泌	漿液性唾液分泌
心 拍 数	増加	減少
末梢血管	収縮	支配なし
気 管 支	拡張	収縮
胃腸運動	抑制	促進
排　　尿	抑制	促進
副腎髄質	アドレナリン、ノルアドレナリンの分泌	支配なし
男性生殖器	射精	勃起
汗　　腺	分泌促進	支配なし
立 毛 筋	収縮	支配なし

[問題12]　正解：1

心臓の自動性の起点は右心房と上大静脈の境目に存在する洞（房）結節で、ここがペースメーカーとなる。この刺激が房室結節、ヒス束、右脚・左脚、プルキンエ線維と伝播（刺激伝導系）し、心臓の効率的なポンプ機能が発揮されている。

第112回看護国試解説集●さわ研究所編／啓明書房刊

1．○
2．×
3．×
4．×

刺激伝導系

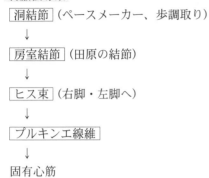

洞結節 （ペースメーカー、歩調取り）
↓
房室結節 （田原の結節）
↓
ヒス束 （右脚・左脚へ）
↓
プルキンエ線維
↓
固有心筋

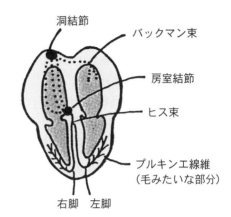

洞結節
バックマン束
房室結節
ヒス束
プルキンエ線維
（毛みたいな部分）
右脚　左脚

[問題13]　正解：4
1．×　赤血球は扁平で円板状の細胞である。
2．×　赤血球は脾臓で破壊される。
3．×　赤血球の寿命は約120日である。
4．○　赤血球の主成分であるヘモグロビンが酸素の輸送を担っている。

[問題14]　正解：4
　チアノーゼとは、脱酸素化ヘモグロビン（還元ヘモグロビン）の絶対量が増加して5g/dL以上になり、皮膚や粘膜が紫から青紫色を示す状態のことをいう。
1．×
2．×
3．×
4．○

[問題15]　正解：4
1．×　疥癬は主に接触感染する。
2．×　破傷風は主に皮膚の傷口に破傷風菌が入り込むことで起こる。
3．×　デング熱は蚊に刺されることで感染する。
4．○　インフルエンザは主に飛沫感染する。

[問題16]　正解：3
　モルヒネは強い鎮痛作用を持つ麻薬性鎮痛薬で、癌性疼痛の除痛などに用いられる。副作用（有害事象）に呼吸抑制、傾眠、便秘などがある。
1．×　出血の副作用を持つ薬としてはワルファリンやヘパリンなどの抗凝固薬がある。

2．× 難聴の副作用を持つ薬としてはストレプトマイシンなどの抗菌薬がある。

3．○ モルヒネには副作用として消化管の蠕動運動を抑制する作用があり、便秘になりやすい。

4．× 骨髄抑制の副作用を持つ薬としてはメトトレキサートなどの抗がん薬がある。

[問題17]　正解：3

1．× 上腕動脈で行う聴診法による血圧測定において、成人では、通常12〜14cm幅のマンシェットを用いる。

2．× 上腕動脈で行う聴診法による血圧測定では、マンシェットの下端が肘窩より2cm程度上側になるように巻く。

3．○ 上腕動脈で行う聴診法による血圧測定では、マンシェットの装着部位が心臓と同じ高さになるように体位を調整する。

4．× 上腕動脈で行う聴診法による血圧測定では、マンシェットと腕の間に指が1、2本入る程度の強さで巻く。

[問題18]　正解：3

　浣腸液の温度は直腸温より若干高めの40℃程度が適切である。温度が低すぎると冷感を生じ、不快感を伴ったり、末梢血管が収縮し、悪寒、腹痛、血圧上昇などを引き起こしたりする可能性がある。反対に温度が高すぎると、腸粘膜の炎症などを引き起こす可能性がある。

1．×

2．×

3．○

4．×

[問題19]　正解：1

　過度の安静や長期臥床、不活動状態が持続することにより身体に生じる様々な状態を廃用症候群といい、生活不活発病ともいう。

1．○

2．×

3．×

4．×

[問題20]　正解：3

1．× 発汗や不感蒸泄の増加に伴い脱水傾向となるため、入浴前後は水分摂取を勧める。

2．× 温熱効果を引き出すために、入浴時の湯温は38〜40℃とする。

3．○ 脱衣室と浴室の温度差を小さくすることで、温度差による急激な血圧の変化を避けることができる。

4．× 最初に浴槽に浸からない。かけ湯などで体を慣らしてから浴槽に浸かる。

[問題21]　正解：4

1．× 胸骨圧迫は心肺蘇生法のひとつである。気道の異物除去を目的とするものではない。

2．× 人工呼吸は心肺蘇生法のひとつである。気道の異物除去を目的とするものではない。

3．× 頭部後屈顎先挙上法は、一次救命処置での気道確保の方法である。気道の異物除去を目的とするものではない。

4．○ 腹部圧迫法（Heimlich（ハイムリック）法）は、成人の気道の異物除去を目的とするものである。背部から腋窩を通して手を回して、片方の手で握り拳を作り、それをもう片方の手で握って上腹部を圧迫することで気道の異物除去を行う。

[問題22]　正解：4
　滅菌手袋は、無菌操作が必要な場合に装着する。
1．× 筋肉内注射の際には無菌操作は必要ではない。
2．× 口腔内吸引の際には無菌操作は必要ではない。
3．× ストーマパウチの交換の際には無菌操作は必要ではない。
4．○ 尿道カテーテルの挿入の際には無菌操作が必要であるため、滅菌手袋を装着して処置を行う。

[問題23]　正解：1
　静脈血採血の穿刺時の皮膚に対する針の角度は15〜20度、深部の血管であっても30度以下の角度で刺入する。
1．○
2．×
3．×
4．×

[問題24]　正解：3
　成人の一次救命処置（BLS）における胸骨圧迫は、100〜120回/分の速さ（回数）で行う。
1．×
2．×
3．○
4．×

[問題25]　正解：3
　臍と右上前腸骨棘を結ぶ線上の右1/3の位置をMcBurney（マックバーニー）圧痛点とよび、この部位に圧痛がみられる場合には急性虫垂炎を疑う必要がある。
1．×
2．×
3．○
4．×
5．×

第112回看護国試解説集●さわ研究所編／啓明書房刊

第112回看護国試解説集●さわ研究所編／啓明書房刊

急性虫垂炎の圧痛点（マックバーニー／ランツ）

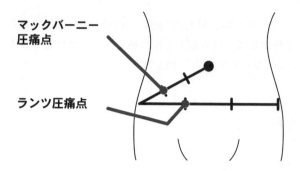

マックバーニー
圧痛点

ランツ圧痛点

［問題26］　正解：4

1．×　収縮期は左心室圧が左心房圧より高いので僧帽弁は閉じている。

2．×　収縮期の初期は大動脈圧が左心室圧より高いので大動脈弁は閉じている。

3．×　収縮期の初期は左心室の容積が最大となる。

4．〇　収縮期の初期には左心室の内圧は大動脈圧よりも低い。

心周期・心内圧・心室容積の関係

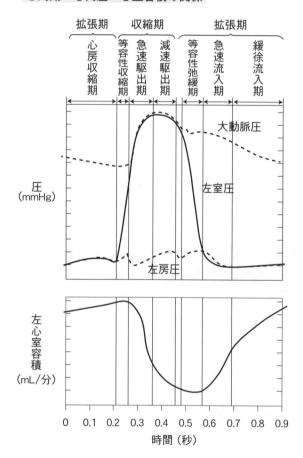

[問題27]　正解：4

1．×　成人最大のリンパ管である胸管のリンパ流量は1日あたり約2〜3Lである。

2．×　右上半身のリンパは右リンパ本幹に流入する。下半身と左上半身のリンパは胸管に流入する。

3．×　リンパの流れは静脈あるいは動脈に沿って走行し、末梢から中枢への一方向に流れる。

4．○　筋運動やマッサージによってリンパ流量は増加する。

[問題28]　正解：2

1．×　肥大型心筋症は親から受け継がれた遺伝子や、遺伝子の突然変異が病因である。

2．○　肥大型心筋症では、心室の壁が肥厚して硬くなっているために心室が拡張できず、十分な量の血液が流れ込まなくなる。

3．×　肥大型心筋症では、肥大した心筋によって左室内腔が縮小する。

4．×　僧帽弁の変形によって閉鎖不全症をきたす例はあるが、弁膜の肥厚は認められない。

[問題29]　正解：3

1．×　歯周病の原因は細菌で構成されたバイオフィルム（プラーク）である。バイオフィルムで歯周病の原因菌は増殖し、毒素を産生して歯茎を腫らし骨を溶かしていく。

2．×　歯周病の直接因子としては、糖尿病、喫煙、口腔内の清掃不良、ポケットの深さ、プラークの量、ストレスなどがある。飲酒は直接関係しない。

3．○　歯周病は、歯茎だけ腫れる軽度な炎症である歯肉炎と、歯を支える骨にまで炎症が拡がる歯周炎に分けられる。歯周炎の原因は歯と歯肉の間に形成された真性ポケット（歯周ポケット）とそこに住み着いた歯周病菌である。

4．×　歯肉炎は歯茎の炎症でとどまっているもので、歯槽骨まで炎症が及んでいるものは歯周炎といい、より重篤である。

[問題30]　正解：2

1．×　帯状疱疹では、運動神経にまで炎症が波及する可能性があり、その場合は運動神経麻痺が生じる。

2．○　帯状疱疹では、必ず感染の既往として水痘がある。

3．×　帯状疱疹の原因となる水痘−帯状疱疹ウイルスは、神経節に生涯潜伏する。

4．×　帯状疱疹は水痘−帯状疱疹ウイルスの感染が原因である。

[問題31]　正解：4

1．×　令和2年（2020年）の人口動態調査における合計特殊出生率は1.33人である。

2．×　令和2年（2020年）の労働力調査では共働き世帯が1,240万世帯に対し、専業主婦世帯は571万世帯のため、共働き世帯の方が多い。

3．×　令和2年（2020年）の人口動態調査における結婚後5年未満で離婚した夫婦の割合は32.5％である。

4．○　令和2年度（2020年度）の雇用均等基本調査における男性の育児休業取得率は12.65％である。

[問題32]　正解：1

　　生活保護法で定める扶助の種類は、医療扶助、介護扶助、生活扶助、住宅扶助、教育扶助、出産扶助、生業扶助、葬祭扶助の8つである。

1．○　医療扶助とは、生活保護者に対する診察、薬剤または治療材料、医学的処置などの医療にかかる費用を現物給付という形で無料で提供するというものである。

2．×　教育扶助とは、義務教育に伴って必要な費用の基準額を支給するというものである。義務教育でない高等学校以上の教育にかかる費用は教育扶助の対象とはならない。なお、生活保護世帯の自立支援という点から高等学校の教育にかかる費用は生業扶助から支給される。

3．×　住宅扶助とは、賃貸住宅の家賃、自己所有の住居に対する土地代、補修・維持に必要なものに対して、基準額の範囲内で現金給付がなされることで、住宅の購入にかかる費用は対象外である。

4．×　出産扶助とは、分娩の介助、分娩前後の処置など出産にかかる費用を支給するもので、原則現金給付である。なお、新生児の育児用品にかかる費用は生活扶助から支給される。

[問題33]　正解：3

1．×　有病率はある一時点で疾病にかかっている人の割合のことで、罹患率は一定の期間にどれだけ疾患にかかった人が発生したかを示す指標である。罹患率の高い疾患であっても、該当の疾患が治癒性の高いものや致死性の高いものである場合には、調査時期によっては疾患が治癒していたり患者が死亡していたりするため、必ずしも有病率は高くはならない。そのため、罹患率が高いからといって有病率も高くなるわけではない。

2．×　推計患者数とは、3年ごとに行われる患者調査において、調査日（定点）に医療施設を受療した患者数をいう。この医療施設には、病院、診療所、歯科診療所が含まれ、助産所は含まれていない。

3．○　受療率は、患者調査における人口10万人に対する推計患者数である。

4．×　平均在院日数とは、病床区分ごとに、年間を通して入院から退院まで平均何日間だったかをみるものである。計算式は年間在院患者延数÷｛(年間新入院患者数＋年間退院患者数)×1/2｝となっている。調査時点で入院している者の在院日数の平均ではない。

[問題34]　正解：2

1．×　摘便は医行為であるため介護福祉士では実施できない。

2．○　平成24年（2012年）の法改正により、介護福祉士及び一定の研修を受けた介護職員等において、医師の指示の下に行われるものである、医療関係者との連携の確保がされているなどの条件の下で、喀痰吸引（口腔内、鼻腔内、気管カニューレ内）と経管栄養（胃瘻、腸瘻、経鼻経管栄養）を行うことができるようになった。

3．×　血糖測定は医行為であるため介護福祉士では実施できない。

4．×　インスリン注射は医行為であるため介護福祉士では実施できない。

[問題35]　正解：解なし　採点除外問題（厚生労働省発表）

[問題36]　正解：4
1．×　手袋の着用は、針刺しを起こした場合の感染リスクを低減するための手段としては有効
　　であるが、針刺し事故自体を防止する方法ではない。
2．×　採血部位のアルコール消毒は、採血を実施する際の患者の感染リスクを低減させるため
　　で、針刺し事故の防止とは関係がない。
3．×　抜針後の採血針のリキャップは針刺し事故の原因のひとつであるため、リキャップは行
　　わずに針専用の廃棄容器に捨てる。
4．○　針専用の廃棄容器は廃棄物が容器の8割程度に達した時点で処分する。容器一杯まで廃
　　棄物を貯めてしまうと、満杯の状態で蓋を閉めたことによって容器を針が突き破って出
　　てきたり、運んでいる途中で蓋が開いてしまったりするリスクがあるなど、針を扱う医
　　療者だけでなく、その後の輸送や処理などに携わる人への針刺し事故へとつながる可能
　　性がある。

[問題37]　正解：2
1．×　Sims（シムス）位の場合は胸腹部などに枕を挿入する。
2．○　側臥位では胸腹部に枕を挿入し、上側の上肢で軽くかかえるようにする。
3．×　半座位では膝窩部や頭部から肩の下、両上肢の下、足底などに枕を挿入する。
4．×　腹臥位では顔の下や胸腹部、下腿の下などに枕を挿入する。

[問題38]　正解：3
1．×　灰白色便は胆汁分泌不全、閉塞性黄疸の場合にみられる。
2．×　鮮紅色便は下部消化管出血がある場合にみられる。
3．○　タール便は上部消化管出血がある場合にみられる。
4．×　米のとぎ汁様便はコレラに特徴的な便の性状である。

[問題39]　正解：1
　杖は健側で持ち、三点歩行の場合には杖→患側下肢→健側下肢の順で前に出すため、健側の左
側で杖を持ち、杖を一歩先についているAが正しい。
1．○
2．×
3．×
4．×

[問題40]　正解：4
1．×　マクロファージが創内を清浄化するのは炎症期である。
2．×　基底細胞が活性化して創面を覆うのは増殖期である。
3．×　肉芽組織を形成するのは増殖期である。
4．○　瘢痕を形成するのは成熟期である。

[問題41]　正解：4
1．×　大殿筋は坐骨神経の走行部位と重なっており、誤って坐骨神経を損傷すると障害が広範

　囲に及ぶため選択しない。

2. ×　坐薬は肛門から3〜5cm挿入する。

3. ×　バッカル錠は、頬と臼歯の間に挟み唾液で溶解させ、口腔粘膜から吸収させる薬剤であるため、かんで飲み込まない。

4. ○　点眼薬は下眼瞼結膜の中央に滴下する。

[問題42]　正解：1

1. ○　皮膚が濡れていると電気ショックが正しく伝わらないため、胸部が濡れている場合は拭き取ってから電極パッドを貼付する。

2. ×　電極パッドは患者の左側胸部と右前胸部に貼付する。

3. ×　自動体外式除細動器（AED）が心電図を解析している最中は胸骨圧迫を行わずに待つ。

4. ×　心拍が再開されても電極パッドは貼付したままにする。

[問題43]　正解：4

　経皮的動脈血酸素飽和度（SpO_2）の測定値に影響を及ぼすのは、体動、パルスオキシメータの不適切な装着、末梢循環不全、不整脈などがある。

1. ×

2. ×

3. ×

4. ○

[問題44]　正解：3

　上肢の薬指と小指の感覚と運動は主に尺骨神経が担っているため、薬指と小指のしびれの原因は、尺骨神経の障害が最も考えられる。

1. ×　頸部の伸展によって尺骨神経が直接障害されることはない。

2. ×　前腕の回内によって尺骨神経が障害されることはない。

3. ○　尺骨神経の経路は、腋窩を通って上肢の前面に向かっていくが、特に肘の内側（肘部管）で障害されやすい。そのため、肩関節の内旋によって肘部管が引き伸ばされたことで、尺骨神経麻痺の症状が出たものと考えられる。

4. ×　肘関節の長時間の屈曲によって尺骨神経が障害されることは考えられるが、仰臥位の上肢の伸展では考えにくい。

[問題45]　正解：1

　嚥下機能が低下しているが、経口摂取を希望しているAさんのニーズに必要な支援は嚥下機能の改善・維持のための訓練となる。

1. ○　言語聴覚士は、言語障害（失語症、構音障害）や聴覚障害、嚥下・摂食障害などに関する指導、訓練、助言などを行う職種である。したがって、嚥下機能が低下しているAさんの経口摂取を支援するには、嚥下・摂食障害に対する支援を行う言語聴覚士との連携の優先度が高い。

2. ×　作業療法士は、日常生活上の行動に支障がある場合に、支障をきたしている内容に対する指導、訓練などを行う職種である。連携する職種としての優先度は低い。

3．× 理学療法士は、ケガや病気などで身体が障害されている人、あるいは今後障害されることが予測される人に対して、座る、立つ、歩くなどの基本動作能力の回復や維持、悪化の予防を目的に、運動療法や物理療法（温熱療法、電気療法など)を行う職種である。連携する職種としての優先度は低い。

4．× 介護支援専門員は、介護保険法による支援サービスの内容について、その人に合った支援サービスの立案を担う役割の職種である。連携する職種としての優先度は低い。

[問題46]　正解：1

　臨死期にのどがゴロゴロ鳴っている状態を死前喘鳴という。死前喘鳴は唾液や分泌物を患者が排出することができなくなり、咽頭や喉頭に貯留したために呼気時に起こるものである。患者自身は苦痛を感じていないとされているが、苦しそうに見えるため、家族にとってはつらいものである。家族に死前喘鳴について説明をするとともに、患者に負担をかけないように死前喘鳴を軽減するように支援する。

1．○ 患者に負担をかけずに貯留物の自然排泄を促すために顔を横に向ける対応は適切である。

2．× 分泌物を抑えるために抗コリン薬などを投与する場合もあるが、気管支拡張薬を使用することはない。

3．× 口腔内をガーゼで拭きとっても咽頭・喉頭の分泌物の貯留は軽減しないため、まずは顔を横に向けて貯留物の自然排泄を促すことが優先される。なお、顔を横に向けた後に口腔内に排泄されてきた分泌物の除去のための口腔ケアは行うようにする。

4．× 雑音が消失するまでの吸引は患者にとって負担となるため行わない。なお、必要に応じて口腔のみ吸引することはある。

[問題47]　正解：4

1．× 副腎皮質ステロイド薬は副作用（有害事象）に高血糖があるので糖尿病患者には慎重投与となることが多い。しかし吸入薬の場合は薬物が気管支のみに作用して血中に吸収されることがほとんどないため、糖尿病の患者にも投与可能である。

2．× 副腎皮質ステロイド薬の吸入薬の副作用（有害事象）に易感染による口腔咽頭カンジダ症などがあるが、不整脈はない。

3．× 気管支喘息の重積発作時にはβ_2刺激薬などの気管支拡張薬の吸入や副腎皮質ステロイド薬の静脈内投与などを行う。

4．○ 副腎皮質ステロイド薬の吸入薬の副作用（有害事象）に易感染による口腔咽頭カンジダ症の感染があるので、吸入後は含嗽が必要である。

[問題48]　正解：1

　内視鏡的逆行性胆管膵管造影（ERCP）検査は、内視鏡を口から入れて十二指腸まで進め、胆管や膵管に造影剤を注入して、胆管や膵管の異常を調べる検査である。合併症として、急性膵炎、胆管炎、出血や消化管穿孔がある。

1．○ 血液中のアミラーゼ（AMY）が基準値より高い場合、急性膵炎、膵癌、耳下腺炎などを疑う。

2．× アルブミン（Alb）は基準値より低い場合、肝障害や腎障害などを疑うが膵炎とは関連がない。

3．×　カリウム（K）は腎障害などによって上昇するが、膵炎とは関連がない。

4．×　クレアチンキナーゼ（CK）は心筋梗塞や悪性症候群などによって上昇するが、膵炎とは関連がない。

[問題49]　正解：4

　パッチテストはⅣ型（遅延型）アレルギーの検査である。アレルゲンを上腕または背部の健常な皮膚に貼付し、48時間後の皮膚反応を判定して評価する。

1．×

2．×

3．×

4．○

[問題50]　正解：4

　シクロホスファミドは、抗がん薬のひとつである。副作用（有害作用）として骨髄抑制や出血性膀胱炎などがある。輸液を行うことや飲水を促すことにより尿量を増やしたり、出血性膀胱炎の出現を抑制する作用のあるメスナ（ウロミテキサン）を投与したりすることで出血性膀胱炎を予防する。

1．×

2．×

3．×

4．○

[問題51]　正解：1

1．○　ヒトパピローマウイルス（HPV）検査は子宮頸部の細胞をこすり取って検査を行う。

2．×　検査は、希望をするすべての女性が対象となる。HPVワクチンを接種した人のみが対象なのではない。

3．×　ヒトパピローマウイルス（HPV）陽性の人の数％が子宮頸癌を発症するとされており、ヒトパピローマウイルス検査で陽性であれば子宮頸癌と診断されるわけではない。

4．×　ヒトパピローマウイルス（HPV）検査では、HPV抗原検査を同時に行うことはしない。HPV抗原検査は、細胞診で異型性が指摘された患者などに、将来的な子宮頸癌の発症リスクの推測や管理をしていくために、どのHPV型に感染しているかを判定するために行われる。

[問題52]　正解：4

1．×　令和元年（2019年）の国民生活基礎調査における75歳以上の通院者率（人口千対）の総数は730.5であるため約9割ではない。

2．×　令和元年（2019年）の国民生活基礎調査における65歳以上の有訴者（人口千対）は、433.6であるため半数以上ではない。

3．×　外来受療率は国民生活基礎調査ではなく、患者調査で調査される項目である。なお、令和2年（2020年）の患者調査では、外来受療率は65歳から年齢が上がるにつれて高くなるが、85歳から減少に転じる。

4．○　令和元年（2019年）の国民生活基礎調査における65歳以上の自覚症状は男女ともに腰痛が最多となっている。

[問題53]　正解：1

1．○　平成30年度（2018年度）の高齢者の住宅と生活環境に関する調査で、高齢者がいる世帯で賃貸住宅に住んでいる世帯の割合のうち単身世帯は、26.9％であり最も多い割合である。

2．×　平成30年度（2018年度）の高齢者の住宅と生活環境に関する調査で、高齢者がいる世帯で賃貸住宅に住んでいる世帯の割合のうち、親と子と同居の三世代世帯は2.3％で、子と孫と同居の三世代世帯は4.6％である。

3．×　平成30年度（2018年度）の高齢者の住宅と生活環境に関する調査で、高齢者がいる世帯で賃貸住宅に住んでいる世帯の割合のうち夫婦のみの世帯は10.3％である。

4．×　平成30年度（2018年度）の高齢者の住宅と生活環境に関する調査で、高齢者がいる世帯で賃貸住宅に住んでいる世帯の割合のうち単身の子どもと同居の世帯は6.7％である。

[問題54]　正解：4

1．×　介護への思いは人によって異なる。「介護は楽しい」という発言は、不安そうに話すAさんの息子の妻への回答として不適切であり、まずは思いを傾聴する必要がある。

2．×　介護への思いは人によって異なる。介護にはすぐに慣れるという励ましは、不安そうに話すAさんの息子の妻への回答として不適切であり、まずは思いを傾聴する必要がある。

3．×　家族だけで介護をすることがよいように受け取られかねない励ましは不適切であり、まずはAさんの息子の妻の思いを傾聴する必要がある。また、Aさんは要介護5と認定されていることから、介護保険の中で活用できるものがある。このような、家族の負担を軽減する方法について説明することも必要である。

4．○　Aさんの息子の妻は不安そうに看護師に話しかけていることから、その思いを傾聴することは適切な対応である。

[問題55]　正解：1

1．○　例えば、身長の発育は乳児期に急速に進み、その後緩慢になり、思春期に再び急速に進む。このように成長・発達には急速な時期と緩慢な時期がある。

2．×　原始反射は出生時からみられる反射で、生後12か月以内にほとんどが自然に消失する。

3．×　発達過程には一定の方向性があり、頭部から下部の方向へ、身体の中心部から末梢方向へ進む。

4．×　成長・発達に影響する因子には、遺伝因子と環境因子がある。遺伝因子には、民族、性差、家系などが含まれ、環境因子には、健康状態、生活習慣、家庭環境、地域での活動などが含まれる。新生児期の発達は遺伝因子の影響が大きい。

[問題56]　正解：3

1．×　乳歯は永久歯より石灰化度が低いため、う蝕になりやすい。

2．×　乳歯は2〜3歳で生えそろう。

3．○　石灰化とは硬い歯としての組織の発達をいい、胎児期に石灰化が始まる。

113

4．× 乳歯がすべて生えそろった場合の本数は、上下10本ずつで計20本である。永久歯がすべて生えそろった場合の本数は、第三大臼歯（親知らず）を除いて上下14本ずつで計28本である。

[問題57]　正解：1
1．○ 並行遊び（平行遊び）は、他の子どものそばで同じような遊びをしているが、子ども同士のやりとりはない遊びをいう。2〜3歳ころまでに多くみられる。
2．× 他の子どもが遊ぶ様子を見て楽しさを感じる遊びを傍観遊びという。1〜2歳ころに多くみられる。
3．× 共通の目標をもってグループを作り、リーダーの存在や役割分担がある遊びを協同遊びという。4歳以降に多くみられる。
4．× 他の子どもとおもちゃの貸し借りなどのやりとりをする遊びを連合遊びという。連合遊びではやりとりはあるが、役割分担やルールなどは明確ではない。3〜4歳ころに多くみられる。

[問題58]　正解：4
1．× 産後の休業は労働基準法に規定されている。
2．× 妊娠中の女性の危険有害業務の就業制限は労働基準法に規定されている。
3．× 妊娠したことを理由とした不利益な取扱いの禁止は雇用の分野における男女の均等な機会及び待遇の確保等に関する法律（男女雇用機会均等法）に規定されている。
4．○ 経済的理由により母体の健康を著しく害するおそれのある場合の人工妊娠中絶は母体保護法に規定されている。

[問題59]　正解：1
1．○ 閉経後はエストロゲン分泌が減少し、腟の自浄作用が低下する。
2．× 閉経後はエストロゲン分泌が減少する。
3．× 日本人の閉経の平均年齢は約50歳である。
4．× 45歳から55歳の更年期の時期に妊娠以外で12か月以上の連続した無月経が確認されたときに、1年前を振り返って閉経と診断される。

[問題60]　正解：4
1．× 妊娠成立後から妊娠前半期は体温が上昇するため、妊娠5週ころの体温は上昇している。なお、妊娠16週ころから体温が低下してくる。
2．× 乳房は妊娠初期よりエストロゲンやプロゲステロン、プロラクチンの作用で脂肪が蓄積してくる。このようなホルモンの変化により妊娠6週ころには乳房の緊満感が強くなってくる。乳房が緊満するのは妊娠15週ころではない。
3．× つわりは個人差があるが、妊娠6週前後より始まり妊娠8週ころがピークで、多くは妊娠12〜15週ころに軽快する。したがって、妊娠11週ころはつわりがまだ軽快していないことが多い。
4．○ 循環血液量は妊娠32週ころが最大となる。

第112回看護国試解説集●さわ研究所編／啓明書房刊

[問題61]　正解：1
1．○　児が乳頭を吸啜する刺激によってオキシトシンが分泌される。
2．×　子宮は分娩後6～8週で非妊時の大きさに戻る。
3．×　分娩後は心房性ナトリウム利尿ペプチドが急上昇し、妊娠中に体内に貯留した水分が排泄されるため、一時的に尿量が増加する。
4．×　妊娠中は胎盤よりプロゲステロンが分泌されている。したがって、胎盤娩出後の産褥期はプロゲステロンが急激に減少する。

[問題62]　正解：3
1．×　まずは被災者の気持ちをそのまま受け止めることが大切である。被災者は話を共感的に受け止めてくれる人がいれば気持ちを表出することができるので、心を寄せて、体験を傾聴する姿勢が大切である。
2．×　Aさんには災害後のストレス反応が起きていると思われる。被災者を安心させるために、ストレス反応は乗り越えられると保証することは、回復に要する時間に対して現実ばなれした期待を引き起こす可能性があるため避ける。
3．○　Aさんには災害後のストレス反応が起きていると思われる。災害直後、被災者は様々な心身の変調をきたす。これらは、通常の適応力では対処できず生じた異常な事態における正常な反応であり、多くの場合は時間の経過と生活変化や街の復興、日常生活への回帰によって徐々に軽減していく。災害の後に悲しい気持ちが止まらないなどの状態に陥ることは、異常な事態における正常なストレス反応であり、被災者の誰にでも起こり得ることだと伝えるのは大切である。
4．×　「元気を出してください」という発言は、大事なものを失ったことを理解されていないと感じさせ、被災者の心を傷つけることがあるため避ける。

[問題63]　正解：1
　精神疾患患者の多くは何らかの心的外傷（トラウマ）を抱えているため、それについて十分に理解した上でケアを行うことが必要である。これをトラウマインフォームドケアという。
1．○　精神疾患患者の多くは何らかのトラウマを抱えており、身体的拘束がトラウマを悪化させたり、新たなトラウマを生じさせたりする可能性がある。そのため、トラウマについて十分に理解した上でケアを行うことが必要である。
2．×　トラウマインフォームドケアとして、暴力には原因があると理解して患者を責めないことが大切である。
3．×　強制治療手段を用いることの多い精神科救急医療現場では、治療自体がトラウマまたは再心的外傷体験になる危険性が高い。急性期であっても患者の理解度に合わせて患者自身の疾患や治療についての情報提供や教育などを繰り返し行っていく。これにより以後の治療や患者−看護師関係によい影響を及ぼすことがある。
4．×　強制治療手段を用いることの多い精神科救急医療現場では、治療自体がトラウマまたは再心的外傷体験になる危険性が高い。精神疾患患者は攻撃性が強いため、説明しても理解が得られないと感じられることもあるが、患者が入院する際には病棟での規則やルール、1日のスケジュールについて、丁寧な口調で説明することが大切である。これにより以後の治療や患者−看護師関係によい影響を及ぼすことがある。

[問題64]　正解：1

1．○　就労移行支援とは、一般就労を希望し、一般の事業所や企業に雇用されることが可能と見込まれる精神障害者に対して、一定期間就労に必要な知識及び能力の向上のために必要な訓練や求職活動を行うものである。利用期間は原則24か月間となっている。障害者の日常生活及び社会生活を総合的に支援するための法律（障害者総合支援法）に規定されている。

2．×　自立生活援助とは、障害者が１人暮らしを始めたときに、生活や健康のこと、生活をしていく上での様々な手続きなどについて、定期的な巡回訪問または随時通報を受けて行う訪問によって必要な助言や関係機関等との連絡調整などの支援を行い、暮らしの安心・安全を確保していくものである。利用期間は原則１年間であるが、１年間を超えて更にサービスが必要な場合は、市町村審査会の個別審査を要件とした上で、複数回の更新が認められる。障害者の日常生活及び社会生活を総合的に支援するための法律（障害者総合支援法）に規定されている。

3．×　ピアとは同等の人、仲間という意味を持つ。ピアサポートとは、同じような立場の人や同じような課題に直面する人同士がお互いを支え合うことである。精神看護では精神障害を経験した、または経験している人が、自分の経験を活かして、同じく精神障害をかかえている人をサポートすることをいう。ピアサポート活動をしている人をピアサポーターという。

4．×　就労継続支援A型とは、一般企業に雇用されることが困難であって、雇用契約に基づく就労が可能である人に対して、雇用契約の締結による就労の機会の提供及び生産活動の機会の提供をするものである。障害者の日常生活及び社会生活を総合的に支援するための法律（障害者総合支援法）に規定されている。

[問題65]　正解：1

1．○　外出先で尿の処理を簡単にできる保証はなく、また、蓄尿バッグに尿が入っていると重みがあり活動しにくくなるため、外出前に尿を廃棄しておく方がよい。

2．×　男性では、カテーテルは下腹部に固定する。

3．×　蓄尿バッグに遮光カバーをかぶせる必要はない。羞恥心への配慮としては、バッグカバーなどの使用を勧める。

4．×　トラブルがあった場合にカテーテルと蓄尿バッグの接続を外すことがある。

[問題66]　正解：2

1．×　Aさんは嘔気を訴えているため、嘔吐したときに誤嚥を防ぐために側臥位にしたり、血圧がさらに低下するようなら下肢を挙上したりすることが考えられるが、頭を高くする必要はない。

2．○　室温やAさんの体温などの情報から腋窩を冷やすことが適切な対応である。

3．×　Aさんには嘔気がある。水を飲ませると嘔吐を誘発させることがあるため、適切ではない。

4．×　Aさんの状況から、現状では、マッサージを行う必要はない。

[問題67]　正解：3

1．×　指定訪問看護ステーションには看護職員以外に理学療法士、作業療法士、言語聴覚士を

配置できる。

2．× 指定訪問看護ステーションは診療所や病院ではないため、緊急時用の薬剤の保管義務はない。

3．○ 患者の主治医が訪問看護を必要と判断し、訪問看護指示書を交付する。指定訪問看護ステーションは、その訪問看護指示書に基づいて療養者のケアを行う。

4．× 指定訪問看護ステーションに従事する看護職員に対する臨床経験に関する規定はない。

[問題68]　正解：3

1．× 救急車を要請するよう提案することは、Aさんの妻の、レスキュー薬が効くまでの間に「私にできることはありますか」という質問の回答になっていない。

2．× Aさんが咳をしていることから、仰臥位になるとより苦しくなることが考えられる。座位やセミファウラー位などの安楽な姿勢をとるための介助方法の指導をすることが適切である。

3．○ 傍で声かけをすることや背中をさするなどのケアにより苦痛の緩和ができる。

4．× 一度に2倍量のレスキュー薬を服用すると、急速に血中濃度があがるため危険である。

[問題69]　正解：2

1．× 医療安全統括責任者の位置である。病院長または病院長から権限を委譲された副院長相当の役職者が適任である。安全管理に関する責務を負い安全管理体制の整備を進める。

2．○ 組織横断的に医療安全を担う医療安全管理部門の位置である。組織横断的で機動力のある活動にするために医療安全統括責任者の直属となっており、医療安全統括責任者は業務内容に応じた権限委譲を明確に行う必要がある。

3．× 各部門や病棟ごとの現場における医療安全活動を推進する役割を担う者の位置である。

4．× 各部門や病棟ごとの現場スタッフの位置である。

[問題70]　正解：3

1．× 医療安全支援センターは、医療法に基づき、都道府県、保健所を設置する市及び特別区が設置する。

2．× 医療安全管理者養成研修は、厚生労働省より出された「医療安全管理者の業務指針および養成のための研修プログラム作成指針」に則った内容により全日本病院協会や日本看護協会、日本医療機能評価機構などの公益団体によって実施されている。

3．○ 医療機関（病院などの管理者）は、医療法に基づき、医療の安全を確保するための指針を策定しなければならないとされている。

4．× 医療法施行規則により、医療安全管理のために必要な研修は1年に2回実施することと規定されている。

[問題71]　正解：2

1．× 地域災害拠点病院を指定するのは、都道府県である。

2．○ 災害対策基本法第三十四条に防災計画の作成が規定されている。

3．× トリアージは発災という特別な状況下の限られた医療資源で、できる限り多くの人の救命をする目的で医療優先度を決定するために行われる。

4．×　災害派遣医療チーム（DMAT：Disaster Medical Assistance Team）は被災地域に出向き、傷病者の救命のために緊急治療や病院支援などを行うチームである。被災地域の精神科医療および精神保健活動を専門的に行うのは、災害派遣精神医療チーム（DPAT：Disaster Psychiatric Assistance Team）である。

［問題72］　正解：1

　生活習慣は長い年月によって培われてきたものであり、改善が必要な場合でも現在の生活習慣とまったく乖離している提案だと、患者がそれを受け入れることが難しい場合も少なくない。したがって、指導をするときには、改善が円滑にできるように患者に主体的に参加してもらうことが重要である。そのためには患者自身の考えを最初に聞くことが必要となる。

1．○　虚血性心疾患は生活習慣病のひとつであり、Ａさんの発症の要因には食習慣や運動習慣が関与していると考えられる。外来看護師が行う生活指導では、これらの生活習慣について改善をするために、まずはＡさんと妻に考えを聞くことが適切となる。

2．×　食事の回数についての指導は、Ａさんと妻の考えを聞いたうえで行うことが必要である。外来看護師からの指導を先にしてしまうと、患者は受動的な参加となるため適切ではない。

3．×　ウォーキングをすることの提案は、Ａさんと妻の考えを聞いたうえで行う必要がある。外来看護師から最初に提案してしまうと、患者が主体的に参加しにくくなることがある。

4．×　料理教室に通うことの提案は、Ａさんと妻の考えを聞いたうえで行う必要がある。外来看護師から最初に提案してしまうと、患者が主体的に参加しにくくなることがある。

［問題73］　正解：5

　肩関節の屈曲の可動域測定は身体の中心軸の垂直下方を0度としてそこから前方挙上する角度で測定する。なお、身体の中心軸の垂直下方を0度として、後方に動かせる角度を伸展可動域、中心軸から離れて側方に挙上できる角度を外転可動域という。また、身体の中心軸に近づく動きを内転というが、肩関節は、上肢を垂直下方に下したときにそれ以上、中心軸に近づくことはできないため、内転の関節可動域は0度となる。

　実際の外転・内転の測定は中心軸を肩関節中心部に平行移動した垂直線から行われる。

1．×

2．×

3．×

4．×

5．○

肩関節の運動の方向と可動域

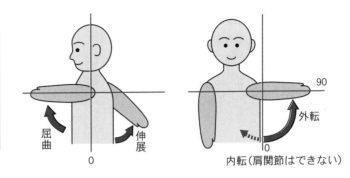

運動の方向	参考可動域 の範囲
屈曲　（前方挙上）	0〜180度
伸展　（後方挙上）	0〜50度
外転　（側方挙上）	0〜180度
内転	0度

屈曲　伸展　0　外転　90　内転(肩関節はできない)　0

[問題74]　正解：5

細菌が体内に初めて侵入したときに最初に産生される免疫グロブリンはIgMである。

1．×

2．×

3．×

4．×

5．○

[問題75]　正解：3

1．×　腰髄・仙髄の排尿中枢は、大脳皮質が制御している。

2．×　排尿反射は副交感神経を介して起こる。

3．○　膀胱に尿がたまること（蓄尿）で膀胱壁が伸展され、骨盤内臓神経を経由して腰髄・仙髄の排尿中枢を刺激し、交感神経の下腹神経が興奮して内尿道括約筋は収縮する。

4．×　排尿時は、準備がととのうと大脳皮質からの制御がとれて外尿道括約筋が弛緩し、排尿が起こる。

5．×　膀胱に尿がたまること（蓄尿）で膀胱壁が伸展され、骨盤内臓神経を経由して腰髄・仙髄の排尿中枢を刺激し、交感神経の下腹神経が興奮して膀胱壁の排尿筋は弛緩する。

[問題76]　正解：5

　プレドニゾロンは、副腎皮質ホルモン製剤である。体外から副腎皮質ホルモンが投与され、副腎皮質ホルモンの血中濃度が上昇すると、負のフィードバック機構がはたらき、それ以上体内で副腎皮質ホルモンが産生されないように脳下垂体前葉から分泌される副腎皮質刺激ホルモン（ACTH）の分泌が抑制される。このため、プレドニゾロンを長期服用している成人女性の患者では副腎皮質刺激ホルモンの血中濃度が顕著に低下している。

1．×

2．×

3．×

4．×

5．○

第112回看護国試解説集●さわ研究所編／啓明書房刊

[問題77] 正解：2

1．× Ⅰ（第Ⅰ誘導）は右手と左手の電位差をみる双極誘導である。

2．○ V₁は第４肋間胸骨右縁に装着する。

3．× V₂は第４肋間胸骨左縁に装着する。

4．× V₄は第５肋間左鎖骨中線上に装着する。

5．× aVᴿは右手の単極誘導を示す。

標準12誘導

　患者を静かに寝かせて、電流を誘導する導子（電極）を四肢および胸部につける一般的な記録法。

標準肢導出：右手・左手・左足に表面電極をつける。

　　　　　Ⅰ誘導……左手と右手の電位差

　　　　　　　　　（左室側壁の活動をみる）

　　　　　Ⅱ誘導……左足と右手の電位差

　　　　　　　　　（心尖部から心臓の活動をみる）

　　　　　Ⅲ誘導……左足と左手の電位差

　　　　　　　　　（左室側壁と左室下壁の活動をみる）

胸部単極導出：心臓に近い胸部の６点に電極を置き、記録する。

　　　　　V₁……第４肋間胸骨右縁　　　（赤）せ

　　　　　V₂……第４肋間胸骨左縁　　　（黄）き

　　　　　V₃……V₂とV₄の中間　　　　（緑）ぐ

　　　　　V₄……第５肋間左鎖骨中線上　（茶）ち

　　　　　V₅……V₄の高さ前腋窩線　　（黒）く

　　　　　V₆……V₄の高さ中腋窩線　　（紫）ん（む）

　＊V₁とV₂は右心室の興奮が反映される。

　＊V₅とV₆は左心室の興奮が反映される。

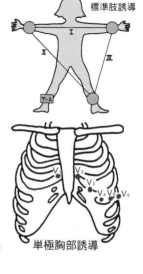

標準肢誘導

単極胸部誘導

↑
覚え方！

[問題78] 正解：1

1．○ 尿酸などの結晶化には温度も関係し、より低い温度で結晶化のリスクは高くなる。下肢末端は温度が下がりやすく、尿酸が結晶化しやすい。このため痛風発作のリスクが高いといえる。

2．× 女性ホルモンであるエストロゲンは尿酸の腎排泄に作用するので女性は痛風のリスクが低いが、男性ホルモンにその作用はない。

3．× 尿酸の前駆体であるプリン体は運動に必要なエネルギー源であるATPにも含まれるため、激しい運動では尿酸が産生されてしまう。

4．× 尿酸は利尿薬によって排泄されないので、利尿薬は相対的に尿酸値を上昇させ、痛風のリスクを高める。

5．× 尿酸は肝臓で分解されず、腎臓からそのまま排泄される。

[問題79] 正解：3

1．× 腹膜炎が合併症として起こるのは血液透析ではなく腹膜透析の場合である。

2．× 血液透析が必要となるような腎不全患者では血清リンが上昇し、リンがカルシウムと結合して低カルシウム血症となる。したがって、カルシウムの制限をすることはない。

3．○ 血液透析の導入初期には、脱力感、頭痛、吐き気、嘔吐、痙攣などの症状がみられる不均衡症候群が起こることがある。

4．× 血液透析導入の原因疾患で最も多いのは糖尿病性腎症である。

5．× 分子量の大きいタンパク質は透析に用いる半透膜を通過しない。

[問題80]　正解：4

1．× 胃管挿入は無菌操作で行う必要はない。

2．× 胃管挿入時の患者の体位は30～45度程度のファウラー位とする。

3．× 胃管が咽頭に達するまでは頸部をやや後屈してもらう。

4．○ 胃管が咽頭に達したら患者に嚥下を促し、その嚥下運動にあわせて胃管を挿入する。

5．× 胃管の先端が胃内に留置されているかどうかは、医師の指示によるエックス線撮影や、胃管に注射筒を接続して吸引し、胃内容物が吸引できることによって確認する。水を注入することは誤挿入があった場合に窒息のリスクがあり危険である。

[問題81]　正解：1

　介護保険サービスを利用して購入できるのは特定福祉用具である。特定福祉用具とは、利用者の肌が直接触れるようなものが対象で、簡易浴槽やポータブルトイレなどである。

1．○ 簡易浴槽は、介護保険サービスを利用して購入できる。

2．× 特殊寝台は、介護保険サービスを利用した福祉用具の貸与の品目に含まれるものである。

3．× 体位変換器は、介護保険サービスを利用した福祉用具の貸与の品目に含まれるものである。

4．× 移動用リフトは、介護保険サービスを利用した福祉用具の貸与の品目に含まれるものである。

5．× 取り付け工事を伴わないスロープは、介護保険サービスを利用した福祉用具の貸与の品目に含まれるものである。

[問題82]　正解：4

　標準的な成長をしている正期産児の身長は、1歳ころに出生時の約1.5倍、4歳ころに出生時の約2倍となる。

1．×

2．×

3．×

4．○

5．×

[問題83]　正解：1

　思春期になると、視床下部から性腺刺激ホルモン放出ホルモンが分泌され、それが下垂体に作用してゴナドトロピン（性腺刺激ホルモン）が分泌される。ゴナドトロピンは卵巣に作用し、これによってエストロゲンが分泌されて女性としての第二次性徴があらわれるようになる。したがっ

第112回看護国試解説集●さわ研究所編／啓明書房刊

て、女子の第二次性徴に最も関与するホルモンはエストロゲンである。

1．〇
2．×
3．×
4．×
5．×

[問題84]　正解：3

1．×　排泄に関してはトイレ歩行が1人でできていること以外の情報がないため、排尿や排便状態などの状態は把握できないが、現状では安全を保つ能力のアセスメントの方が優先度は高い。

2．×　Aさんは歯磨き、入浴への関心はあまりない状態である。幻聴がみられており、個人衛生に意識が向かなくなっている可能性がある。アセスメントを行い適切なはたらきかけを考えていく必要はあるが、現状では安全を保つ能力のアセスメントの方が優先度は高い。

3．〇　幻聴により突然走り出して壁に頭をぶつけるという自傷行為が起きている。どのような幻聴がみられているのか、幻聴による不安はどの程度なのかなど、安全を保つ能力についてのアセスメントの優先度が最も高い。

4．×　活動と休息のバランスについては、日中はホールで過ごしていること以外に情報がないため、睡眠状況などが把握できないが、現状では安全を保つ能力のアセスメントの方が優先度は高い。

5．×　コミュニケーションパターンが平板化し、人間関係に困難を抱える精神疾患患者は多い。また、幻聴によって対人関係に不安を抱えることもある。Aさんは他の患者との交流がみられない状態であることから、孤独と付き合いのバランスについてのアセスメントを行い適切なはたらきかけを考えていく必要はあるが、現状では安全を保つ能力のアセスメントの方が優先度は高い。

[問題85]　正解：3・4

　適正な薬物血中濃度の範囲が狭い薬物を投与する場合は、血中濃度を測定して患者ごとに投与量を管理する。これを薬物血中濃度モニタリング（TDM）といい、一般に炭酸リチウム、ジギタリス、テオフィリン、抗不整脈薬、アミノグリコシド系抗菌薬、免疫抑制薬などを投与する場合に実施される。

1．×　ヘパリンは広く用いられる抗凝固薬である。TDMの必要はない。
2．×　インスリンは血糖低下作用のある糖尿病治療薬である。TDMの必要はない。
3．〇　ジギタリスは心不全の治療薬だが、中毒のリスクがあるためTDMの対象薬物である。
4．〇　炭酸リチウムは双極性障害の治療薬だが、中毒のリスクがあるためTDMの対象薬物である。
5．×　ニトログリセリンは血管拡張作用のある狭心症治療薬である。TDMの必要はない。

[問題86]　正解：4・5

1．×　高齢者は深い眠りが減少することで夜間に目覚める回数が増え、日中にも居眠りがみら

れるようになる。単相性だった睡眠が多相性になる。

2．× 高齢者は浅い睡眠が増える。

3．× 高齢者は中途覚醒が増え、総睡眠時間が短縮する。

4．○ 高齢者は浅い眠りが増加し、中途覚醒の回数が増加する。

5．○ 高齢者は就床してから入眠するまでの時間が延長する入眠困難がみられやすくなる。

[問題87]　正解：2・4

1．× 高齢者の血液検査の結果を成人の基準値と比較すると、血小板数は値が低くなる。

2．○ 糸球体は再生せず、また、非常に壊れやすい。80歳を過ぎたころには腎臓の濾過率は20歳代の半分程度に減少するとされている。このように、高齢者は成人よりも腎機能が低下するため、尿素窒素の値も成人の基準値と比較して高くなる。

3．× 白血球数は加齢による影響を受けない。

4．○ 加齢に伴い骨格筋量が減少し、相対的に内臓脂肪量が増加する。そのためインスリン抵抗性が増加し、血糖値が高くなりやすい。特に食後血糖値が上昇しやすいとされている。

5．× AST（GOT）は肝臓、心臓、骨格筋など多くの臓器に含まれる酵素であるが、加齢により大きな影響を受けることはない。したがって、成人の基準値と比較して値が高くなることはない。

[問題88]　正解：1・4

1．○ リワーク支援とは職場復帰支援のことである。うつ病患者のリワーク支援は精神障害を持った人に対しての社会復帰支援であり、精神保健における三次予防にあたる。

2．× 災害時の精神的支援を行うボランティアを育成するのは精神障害が発生することを予防するための活動であり、精神保健における一次予防にあたる。

3．× 自殺企図をして未遂だった人の希死念慮を確認するのは早期発見・早期介入する活動であり、精神保健における二次予防にあたる。

4．○ 精神障害者の長期入院による自発性の低下を予防するのは回復と再発予防を支援する活動であり、精神保健における三次予防にあたる。

5．× スティグマとは社会的烙印ともいわれ、ある特性のために社会集団によって付与されたマイナスの価値を持つアイデンティティであり、精神障害者に対する偏見や差別につながっている。アンチ・スティグマ・キャンペーンとは、精神保健啓発活動のひとつであり、正しい知識の啓発と当事者との交流の2つの要素を取り入れた取り組みである。

[問題89]　正解：2・3

1．× Aちゃんはこれまで通っていた小学校に継続して通学することを希望している。できる限り本人と家族の希望を優先するように支援する。

2．○ Aちゃんの弟の様子についての情報は特にないが、Aちゃんが頸髄を損傷したことにより、両親はこれからAちゃんにかかりきりになることが予想される。退行現象に注意して両親が弟に関わることは適切である。

3．○ 家族の介護の負担が軽減できるように、また、本人や家族の希望をできる限り叶えるようにするために、Aちゃんが利用できる社会資源を紹介することは適切である。

4．× 「Aちゃんのケアは主に母親が行うように」などということは、看護師から母親に言うこ

とではない。在宅療養では、家族の負担が大きい。家族の負担が軽減できるように、社会資源の紹介や使用についての検討を行う必要がある。

5．× 事故については家族の間で話題にしないよう指導することは適切ではない。衝撃を乗り越えるために家族の間で事故についての話をする必要がある可能性もある。

[問題90]　正解：①1・②1・③3

使用する酸素ボンベは満タン充填時では、14.7MPaで500Lとなっている。

今、酸素ボンベの内圧が10MPaを示していることから、

500（L）：14.7（MPa）＝□（L）：10（MPa）

という式が成り立つ。酸素残量は

（500×10）÷14.7＝340.1……

となるため、小数点以下第1位を四捨五入して340Lとなる。

この患者は1分間に3Lを吸入しているため、

340÷3＝113.3……

となり、小数点以下第1位を四捨五入して113となる。

したがって、この酸素ボンベの使用可能時間は113分となる。

[問題91]　正解：4

1．× 肝性脳症は重度の肝障害によってアンモニアなどの有害物質が脳に達することで脳機能が低下する状態のことである。Aさんはアンモニアが基準値（40〜80μg/dL以下）の範囲内なので可能性は低い。

2．× 小脳出血は動脈硬化や高血圧を原因として発症するが、Aさんの血圧は108/64mmHgと正常値（〜120/〜80mmHgは至適血圧）で、その他の小脳出血を疑う情報も無いため現時点での可能性は低い。

3．× ケトアシドーシス（DKA）はインスリンの不足によって脂肪分解が亢進し、それによってケトン体が合成され血液が酸化した（アシドーシス）状態である。ケトアシドーシスはpH7.30以下であることや尿ケトンの強陽性などで判断されるが、Aさんの場合はいずれも満たしていない。

4．○ 高浸透圧高血糖状態（HHS）は感染・脱水などの生理的ストレスから重度の高血糖、高浸透圧を生じた状態である。診断は極度な高血糖（600mg/dL〜）と、高浸透圧（320mOsm/L〜）である。Aさんは血糖904mg/dL、血漿浸透圧394mOsm/Lでいずれも満たしており、HHSである可能性が高い。また、白血球とCRPが高値であることから、HHSは炎症からきていると考えられる。

[問題92]　正解：2

標準体重は身長（m）×身長（m）×22で求められる。

1.7×1.7×22≒63.6kg

Aさんはデスクワーク中心の仕事なので1kgあたり25〜30kcal必要になる。

63.6×25〜30＝1590〜1,908kcal

1,590〜1,908kcalがAさんの1日の摂取カロリーとして適切である。

1．×

2．○
3．×
4．×
5．×

日常の労作の程度と消費エネルギー

労作の強度	職種や状態	1日の消費エネルギー／標準体重（kg）
軽い	老人、専業主婦（幼児保育なし）、管理職、一般事務（短距離通勤）、研究職、作家	25〜30kcal
中等度	主婦（乳幼児保育）、外交、集金員、一般事務（長距離通勤）、教員、医療職、製造業、小売店主、サービス業、販売業、輸送業	30〜35kcal
やや重い	農耕作業、造園業、漁業、運搬業、建築・建設業	35〜40kcal
重い	農耕・牧畜・漁業のハイシーズン、建築・建設作業現場、スポーツ選手	＞40kcal

［問題93］　正解：1・3
1．○　糖尿病性足病変の足のケア（フットケア）では綿など吸湿性の良い靴下を履き、できる限り素足で過ごさないように指導する。
2．×　毎日入浴の際に足を観察するよう指導する。
3．○　糖尿病患者では足の感覚が低下しやすいので、暖房器具による低温熱傷に注意するよう指導する。
4．×　糖尿病患者では痛覚などの感覚が低下している可能性があるため、異常を観察したら痛みが無くても受診するよう指導する。
5．×　胼胝（たこ）や鶏眼（うおのめ）などの足の角化病変を自己流に処置しないよう指導する。

［問題94］　正解：2
　グラスゴー・コーマ・スケール（GCS）は開眼機能（E：1〜4点）、言語機能（V：1〜5点）、運動機能（M：1〜6点）の3つの機能について評価するものである。
　Aさんは開眼せず（E1）、理解不能の声を発し（V2）、痛み刺激に対して逃れようとする（M4）のでE1V2M4となる。
1．×
2．○
3．×
4．×

第112回看護国試解説集●さわ研究所編／啓明書房刊

グラスゴー・コーマ・スケール（GCS）

観察項目	反応	スコア
開眼 （E）	自発的に開眼する 呼びかけにより開眼する 痛み刺激により開眼する まったく開眼しない	4 3 2 1
最良言語反応 （V）	見当識あり 混乱した会話 混乱した言葉 理解不明の音声 まったくなし	5 4 3 2 1
最良運動反応 （M）	命令に従う 疼痛部を認識する 痛みに対して逃避する 異常屈曲 伸展する まったくなし	6 5 4 3 2 1

[問題95]　正解：1・3　複数の選択肢を正解とする（厚生労働省発表）

1．○　急性の頭蓋内圧亢進症状として血圧上昇と徐脈があり、この2つをあわせてクッシング現象という。Aさんの手術前の血圧は174/66mmHgと搬送時の134/84mmHgより上昇しているが、脈拍は74/分と徐脈となっておらず、急性の頭蓋内圧亢進が起こっていることの判断は難しい。したがって、両眼とも瞳孔の状態が正常であるということも考えられる。

2．×　両眼の縮瞳はピンポイント縮瞳といい、橋出血などでみられる。なお、両側の散瞳は脳幹障害が疑われる。

3．○　急性硬膜外血腫による圧迫によって局所的に脳圧が亢進すると、特に同側の第Ⅲ脳神経（動眼神経）が圧迫されて散瞳をきたす。Aさんは右側の急性硬膜外血腫のため、局所的な脳圧亢進が起こっている場合には、右側の動眼神経が圧迫され、右眼の瞳孔が散大する。

4．×　Aさんは右側の急性硬膜外血腫であり、散瞳がみられる場合には、患側である右側となる。健側の左側ではない。

[問題96]　正解：2

開頭手術後は静脈還流を促す目的で頭部を挙上し、頸部を屈曲しない体位とする。しかし30度以上に挙上すると脳の酸素分圧が低下するため、20〜30度の挙上が望ましい。

1．×
2．○
3．×
4．×

[問題97]　正解：3

1．×　発汗などの体温調節機能が低下し、身体に熱がこもって体温上昇するのがうつ熱である。

126

Aさんの体温上昇は、検査所見で炎症マーカーであるCRPが10.1mg/dL（基準値0.14mg/dL以下）と上昇していることから感染による発熱と考えられる。

2．× 高血圧は、収縮期血圧140mmHg以上、かつまたは拡張期血圧90mmHg以上と定義されている。Aさんの血圧はやや高めの高値血圧だが、高血圧ではない。

3．○ Aさんは慢性閉塞性肺疾患（COPD）である。COPDでは肺胞壁の破壊や気道の閉塞があり、息がはきづらく、呼気の延長がみられる。

4．× 掻痒感に関する情報はない。また、慢性閉塞性肺疾患（COPD）の急性増悪で皮膚の掻痒感は考えにくい。

[問題98]　正解：4

1．× 入院時のAさんの検査所見ではHb10.3g/dL（成人男性貧血の定義：13g/dL以下）で貧血ではあるが、入院時よりは食事量が増えてきていることから、貧血に最も注意が必要とは考えにくい。

2．× 活動量の低下などによって便秘が起こることは考えられるが、Aさんに起こりうる症状で最も注意が必要なのはCO_2ナルコーシスである。

3．× 入院時のAさんの空腹時血糖値は98mg/dL（基準値70～110mg/dL）で基準値内であり、高血糖に注意が必要な状態ではない。

4．○ CO_2ナルコーシスは、高炭酸ガス血症により意識障害や換気障害をきたすものである。慢性閉塞性肺疾患（COPD）の急性増悪や高濃度酸素投与が原因となるため、Aさんに起こりうる症状で最も注意が必要である。

[問題99]　正解：1・4

1．○ 慢性閉塞性肺疾患（COPD）の急性増悪の原因に、肺炎やインフルエンザなどの感染症がある。その予防のために肺炎球菌ワクチンの接種を勧めることは適切である。

2．× 水分制限は、脱水や痰の喀出がしづらくなるリスクがあるため不適切である。

3．× 慢性閉塞性肺疾患（COPD）は消耗性疾患であるため、高エネルギー・高蛋白質の食品を摂取するよう指導する。糖質制限の必要はない。

4．○ 食事が不規則で偏った食生活であったという情報があるため、配食サービスの利用をAさんに勧めることは適切である。

5．× 運動をすることで、慢性閉塞性肺疾患（COPD）の息切れと健康状態を改善することができる。ただし、ただ「毎日の散歩を勧める」だけでは不適切である。はじめはゆっくりと歩くことや、口すぼめ呼吸の方法、動悸を感じたらすぐに休むこと、まずは週に3回程度の散歩を目標にすることなど、必要なことをあわせて指導する。

[問題100]　正解：4

1．× 自立支援医療は障害者自立支援法による医療費助成制度で、育成医療、更生医療、精神通院医療がある。育成医療は身体障害児を対象とし、更生医療は身体障害者を対象とし、精神通院医療は精神障害者の通院医療を対象としている。育成医療の対象となる障害は視覚障害、聴覚障害、言語障害、肢体不自由、内部障害があるが、白血病は含まれない。

2．× 指定難病とは、難病の中で、患者が日本において一定の人数（人口の0.1％程度）に達しないこと、客観的な診断基準（またはそれに準ずるもの）が確立していることの2つの

要件を満たして、厚生労働大臣が指定したものをいい、令和3年（2021年）11月の時点で338疾患となっている。指定難病と診断され、病状の程度が一定以上の場合に難病法による医療費助成を受けることができる。白血病は対象に含まれない。

3．×　未熟児養育医療は、出生時から継続的に入院が必要な1歳未満の未熟児を対象とした母子保健法による医療費助成制度である。未熟児とは、出生体重が2,000g以下もしくは生活力が弱く一定の症状（強いチアノーゼやけいれん、嘔吐など）がみられる乳児をいう。白血病は対象に含まれない。

4．○　小児慢性特定疾病医療費助成制度は、小児慢性特定疾病を持つ児童等を対象とした児童福祉法による医療費助成制度で、通院・入院にかかる医療費の自己負担分の一部を助成する。小児慢性特定疾病の対象は16疾患群あり、そのうちのひとつが悪性新生物である。この悪性新生物の疾患群の中に白血病が含まれているため、白血病は小児慢性特定疾病医療費助成制度の対象となっている。

［問題101］　正解：2・3

　終末期は本格的な緩和ケアの時期であり、身体的苦痛のコントロールと心理的不安へのケアが必須となる。A君と家族がどのような過ごし方を望んでいるかを最優先に考え、医療チームがその実現に向けサポートする。

1．×　A君と家族が希望することがあれば叶えられるよう支援する。

2．○　A君と家族が希望することがあれば叶えられるよう支援する。

3．○　A君が食べたいものが食べられるよう支援する。

4．×　A君の身体の消耗を最小限に抑えるために、自宅での痛みを和らげる治療は可能である。

5．×　A君が兄と自由に接触できるよう支援する。家族とスキンシップに満ちた時間を共有することは、A君と家族にとって最良の喜びと慰めである。

［問題102］　正解：3

　終末期には子どものきょうだいが受ける影響が大きいことも忘れてはならない。きょうだいの心理状態はⅰ．切磋琢磨しながら成長する関係を失う、ⅱ．過去のけんかを振り返り、罪悪感や自責の念を抱く、ⅲ．病気の子どもに嫉妬や愛情を感じるなどと、アンビバレントな状況にある。きょうだいが、何をどう考えているかをとらえ、必要に合わせて知りたい情報を提供することについて検討していく必要がある。

1．×　10歳という年齢は幼児期のように自分の感情をすぐに表出することなく、制御するようになる年齢である。したがって、A君のことについて知りたいという思いや感情があっても親の状況をみて制御している可能性がある。兄が何をどう考えているか、家族と相談しながらその思いを聞いていくことが必要で、「お兄ちゃんが症状を尋ねてくるのを待ちましょう」という対応は不適切である。

2．×　子どもに情報提供する時に大切なのは、嘘をつかないこと、何を知りたがっているのかを理解することである。兄に治ると説明することは嘘をつくこととなり、適切な対応とはいえない。

3．○　両親は「私たちではAの兄にうまく説明できない」と訴えているので、看護師も同席の上でA君の兄に説明をする機会を設けると提案することは、両親への対応として適切である。

4．×　両親からは説明をする前提で、その対応方法について相談されているので、説明そのものを否定することは適切ではない。

[問題103]　正解：2

　喘息発作の強度は症状の程度によって、小発作、中発作、大発作、呼吸不全に分類される。

1．×　小発作はSpO$_2$96％以上を示し、軽度の喘鳴、呼吸数の軽度増加、普通に会話するなどが挙げられる。A君はSpO$_2$92％であるので、中発作である。

2．○　中発作はSpO$_2$92～95％を示し、明らかな喘鳴、呼吸数の増加、途切れ途切れに話すなどが挙げられる。A君はSpO$_2$92％であるので、中発作である。

3．×　大発作はSpO$_2$91％以下を示し、歩行が困難になるほどの呼吸困難感があり、チアノーゼがみられるようになる。A君はSpO$_2$92％であるので、中発作である。

4．×　呼吸不全ではSpO$_2$91％未満を示し、喘鳴は消失し、意識レベルの低下がみられる。A君はSpO$_2$92％であるので、中発作である。

[問題104]　正解：1

　学童期では、病気や治療の理解が深まるだけに、病気の予後や病気による仲間からの疎外、ボディイメージの変容、将来への不安などのストレスが大きくなる。長期にわたる様々な制限は、子どもの限界を超えることがあり、いら立ちや暴言をみせるようになる。また、反対に感情をうまく表出できずに我慢してしまい、発散できずにいる子どももいる。過去の経験を生かしたり、他者の助けを得たりしながら、自ら対処していくことにより成功体験に結び付けていけるように支援する。

1．○　何が自分のストレスになっているかを明確化できるように支援することで、状況に応じて上手に周囲に助けを求めることができるようにしていくことが重要である。そのためにA君に発言の理由を尋ねることが適切である。

2．×　A君は11歳で、自分の症状や治療を理解できる年齢である。よって、母親からではなくA君から病状を聴取する。

3．×　A君の気持ちを聞くことなく忠告するのはA君に寄り添っているとはいえない。A君の思いを引き出し、がんばりを認め、自ら対処していけるように支援する。

4．×　疾患や治療によってストレスを感じることは当然の反応である。そのストレスを母親に表出しているのであり、A君や母親の気持ちを聞くことなく、「親子関係に問題がある」と伝えるのは不適切である。

[問題105]　正解：3

1．×　A君が体育を嫌だと言っている理由は吸入が面倒なためで、運動そのものが嫌いということは情報からは読み取れない。また、運動は子どもの成長・発達に不可欠である。喘息発作を恐れて運動制限をすると、体力低下をまねき、結果として喘息発作を起こしやすくなってしまう。一方、運動によって喘息発作が誘発されることもあるため、A君には毎日運動をするように勧めるのではなく、運動の必要性とその際の喘息発作の予防のための吸入の必要性を説明することが必要である。したがって、まずは服薬管理について話し合うのが優先される。

2．×　急な発作に備えるために、お薬手帳を持ち歩くことは有効である。しかし、セルフケア

への支援としてはA君と服薬管理について話し合う方が優先される。

3．○　気管支喘息管理の目標は、気道の炎症を抑制し、無発作状態を持続させることである。寛解、治癒に向けて自覚症状がない時にも長期管理薬の継続や定期受診は重要である。気管支喘息の特徴を理解し、A君自身が主体的に取り組めるように支援していく。「吸入が面倒くさい」、「発作が起きなければいい」との発言がみられていることから、服薬管理についての理解が不十分なことが示唆されるので、できるだけ負担なく円滑に服薬管理を行えるように、A君と一緒に具体的プランを考え支援していく。

4．×　A君は11歳で、自分の症状を自分で担任の先生に伝えることができる。母親からではなくA君自身から伝えることが大切である。

[問題106]　正解：3

1．×　産褥期はHb11.0g/dL未満で貧血とされる。AさんはHb12.0g/dLであり、貧血状態ではない。

2．×　Aさんのバイタルサイン、会陰縫合部の状態、悪露の性状などからは感染兆候はみられない。

3．○　Aさんの子宮復古状態、悪露の性状などは産褥1日として正常であることから、正常な経過であると判断する。

4．×　子宮底高、子宮底の硬さ、悪露の性状は産褥1日目相当であり、子宮復古不全を疑う所見はみられない。

[問題107]　正解：1

1．○　児の体温低下や児への寒冷刺激を避けるため、着替え用の衣類が冷たくないかを確認しておくように説明する。

2．×　長時間湯に浸けると児は体力を消耗するため、児が湯に浸かっている時間は長くても5分前後とし、沐浴全体で15〜20分程度で行うように説明する。

3．×　ベビーバスの湯の温度は38〜40℃にするように説明する。

4．×　沐浴する場所の室温は24〜26℃前後に設定し、すきま風などが入らない場所で行うように説明する。

[問題108]　正解：3

1．×　基礎体温法は月経周期が規則的に整うまでは使用できないため、産後には適していない方法である。また、排卵日を正確に予測することは不可能であるため、コンドームの使用に比べて避妊効果が劣る方法である。

2．×　経口避妊薬は血栓症のリスクがあるため、凝固機能の亢進している産褥期に使用するリスクが高く、産後6週までは通常使用しない。また、経口避妊薬は乳汁分泌量を減少させ、母乳中に薬剤が移行するため、授乳中は適さない。

3．○　コンドームは性交再開時から使用できる。

4．×　授乳中はプロラクチンが分泌され排卵が抑制される仕組みではあるものの、個人差があるため、母乳を与えているからといって妊娠の可能性がないわけではない。

[問題109]　正解：2

1．×　Aさんは薬を飲み忘れていたと言っているため、まずはAさん自身が主体的にできる薬を飲み忘れない方法を話し合うことが大切である。

2．○　Aさんは薬を飲み忘れていたと言っているため、まずはAさんが薬を飲み忘れない方法を話し合い、Aさん自身で服薬管理ができ、規則的な服薬を継続できるように支援することが優先度の高い対応である。なお、薬の飲み忘れの防止の対応としては服薬カレンダーの設置などがある。

3．×　Aさんは薬を飲み忘れていたと言っているため、まずは薬を飲み忘れない方法をAさんと話し合うことが大切である。服薬の必要性に疑問を持って服薬拒否をしているような場合には薬剤師による服薬指導が必要になることもある。

4．×　精神科デイケアとは精神障害者の社会生活機能の回復を目的として個々の患者に応じたプログラムに従ってグループごとに治療する精神科リハビリテーションのひとつである。Aさんは1年前にデイケアの利用を中断していることから今後再開する必要性はあるかもしれないが、現状で優先度が高いのはAさんが薬を飲み忘れない方法を話し合うことである。

[問題110]　正解：2

1．×　朝に眠気が残り、昼まで寝てしまうことを主治医に相談するように声をかけるのが適切である。

2．○　薬の副作用のひとつとして眠気がみられる。Aさんは薬の影響で昼まで寝てしまうという日常生活への影響が生じている状態である。薬の影響が日常生活に及び、生活の質が低下することにより、服薬を自己中断してしまう患者は少なくないため、眠気が残り、昼まで寝てしまうことを主治医に相談するように声をかけるのが最も適切である。

3．×　朝に眠気が残り、昼まで寝てしまうことを主治医に相談するように声をかけるのが適切である。

4．×　朝に眠気が残り、昼まで寝てしまうことを主治医に相談するように声をかけるのが適切である。

[問題111]　正解：3

1．×　生活保護とは社会保障制度のひとつであり、生活に困窮する人に対して、その困窮の程度に応じて必要な保護を行い、健康で文化的な最低限度の生活を保障するとともに、自立を助長することを目的とする制度である。今回は家事ができないAさんが1人になったときに生きていけるのかという心配であり、生活保護よりはグループホームの提案の方が適切である。

2．×　地域移行支援とは、障害者支援施設など及び精神科病院に入所・入院している障害者に対して、住居の確保など地域生活へ移行するための支援を行うものである。Aさんは既に居宅で暮らしており対象外である。

3．○　グループホームは共同生活援助ともよばれ、障害のある人に対して、共同生活を行う住宅で相談や日常生活の援助を行うものである。対象者は地域において自立した日常生活を営む上で、相談、入浴、排泄または食事の介護その他日常生活上の援助を必要とする障害者であり、Aさんが1人になったときに利用できる社会資源として提案するには適

131

切である。

4．× 障害者権利擁護センターとは、主に使用者（障害者を雇用する事業者）による障害者虐
待の通報・届出の窓口の受理、相談機関の紹介、関係機関との連絡調整、情報の収集分析、
広報・啓発などを行うものである。障害者虐待の防止、障害者の養護者に対する支援等
に関する法律（障害者虐待防止法）に規定されている。Ａさんに提案する社会資源とし
ては不適切である。

[問題112]　正解：1・5

1．○ 発熱と水分摂取量の減少、口唇の乾燥が著明で、頻脈がみられることからＡさんは脱水
を起こしていると考えられる。

2．× 貧血の指標となる赤血球数は447万/μL（基準値380〜500万/μL）で、Hbが12.5g/
dL（基準値12〜15g/dL）であることから、Ａさんが貧血を起こしているとは考えにくい。

3．× 低栄養の指標となるBMIは19.5（18.5未満はやせ）、総蛋白は6.2g/dL（基準値6.5〜8.0g/
dL）、アルブミンは4.0g/dL（基準値4.0〜5.0g/dL）であることから、総蛋白は若干低
いもののＡさんが低栄養であるとは考えにくい。

4．× 視空間失認（半側空間無視）は視空間の半側に存在するものの認識ができない状態であ
るが、Ａさんにそのような症状はみられていない。

5．○ 検査所見でNaが151mEq/L（基準値135〜149mEq/L）で高ナトリウム血症となって
いる。Ａさんは水分摂取量の低下や発熱から脱水となり、電解質異常（高ナトリウム血症）
をきたしていると考えられる。

[問題113]　正解：1

1．○ せん妄は、肺炎などの病気や、緊急入院などの急な環境の変化によって起こる、一時的
な意識障害や認知機能の低下である。Ａさんは夜間せん妄と考えられる。

2．× 睡眠時遊行症は、睡眠時に起き上がって歩き回ることを反復する病態で、小児にみられ
ることがある。Ａさんの状態ではない。

3．× レム睡眠行動障害は、REM睡眠中に声を出したり、身体を動かしたりすることがみられ
る病態である。パーキンソン病やレビー小体型認知症に合併しやすい。Ａさんの状態で
はない。

4．× 睡眠時無呼吸症候群は、10秒以上息が止まる状態が睡眠中に何度となく起こるものであ
る。Ａさんの状態ではない。

[問題114]　正解：1

1．○ Ａさんは高齢で、脱水や落ち着きのない行動といったせん妄とみられる症状があること
から重症肺炎である。歩行は酸素消費を促進するため、基本的には無理に離床させるこ
となく安静を促す必要がある。しかし今後の長期的な方針として、呼吸状態が改善して
くれば離床を進めていく、と話し合うことは闘病意欲につながるため適切といえる。

2．× 転落防止のための身体拘束は禁止されている。

3．× 夕方に睡眠をとると、夜間の不眠になりやすい。

4．× Ａさんは夜中に起きだして荷物を触るといった落ち着きのない行動がみられており、夜
間せん妄と考えられる。ベンゾジアゼピン系睡眠薬は、せん妄を悪化させる危険がある

ため、不適切である。なお、夜間せん妄による転倒などの事故を防ぐための鎮静目的でベンゾジアゼピン系以外の睡眠薬や抗精神病薬が投与されることがあるため、夜間の状態を医師に伝えることは適切である。

[問題115] 正解：2

1．× Aさん自身の医療費助成の申請のため、保健師に伝える内容として優先度が高いのはAさん自身に関する情報である。

2．○ 難病の医療費助成を受けることができれば、療養にかかる費用を自己負担額の上限までに抑えることができる。自己負担額の上限は被保険者の所得により異なるため、Aさんが自身の経済状況を保健師に伝えることは優先度が高い。

3．× Aさん自身の医療費助成の申請のため、保健師に伝える内容として優先度が高いのはAさん自身に関する情報である。

4．× Aさん自身の医療費助成の申請のため、保健師に伝える内容として優先度が高いのはAさん自身に関する情報である。

[問題116] 正解：1

1．○ Aさんが長男に病名と遺伝性について伝えたという情報しかない。まずは長男が脊髄小脳変性症についてどの程度知っているか確認することが勧められる。

2．× 遺伝性の脊髄小脳変性症は常染色体の異常による遺伝で、優性と劣性遺伝がある。いずれも発症前診断（遺伝子検査）により発症の予測ができる。

3．× Aさんの長男は成人しているため、本人の同意が最優先である。

4．× 現状、Aさんの長男には何も症状がないため、頭部CT検査を受ける必要はない。

[問題117] 正解：4

1．× できる限りADLを低下させないように対応するのが適切であるため、転倒を予防して食卓で食事を摂ることができるように対応する。

2．× Aさんの妻はAさんの代わりに自営業を続けており、また、Aさんは「妻に迷惑はかけられない」と発言している。したがって、仕事をしている妻が移乗の介助をすることは現実的ではなく、妻に依頼すること自体、Aさんの意向にも沿っていない。

3．× 脊髄小脳変性症の症状のひとつに自律神経障害の起立性低血圧がある。Aさんは起き上がって歩行器に移動しようとしたときに立ちくらみを起こしたと言っているので、起立性低血圧を起こしたものと思われる。したがって、立位でのリハビリテーションは転倒のリスクがあり、Aさんへの対応としては不適切である。

4．○ 転倒することでのけがのリスクを避けるために、室内での移動は車椅子に変更することの提案が適切である。

[問題118] 正解：4

1．× 過換気症候群では頻呼吸はあるが、胸部・背部の痛みや吸気時の胸郭陥没、呼気時の膨隆はない。

2．× 虚血性心疾患では胸部の痛みを訴えることはあるが、吸気時の胸郭陥没、呼気時の膨隆はない。

133

午後問題／解答

3．× 腰椎圧迫骨折では、痛みによる頻呼吸や背部の痛みを訴えることはあるが、吸気時の胸
郭陥没、呼気時の膨隆はない。

4．○ フレイルチェスト（胸壁動揺）とは、胸部に鈍的な外力を受けることで、多発肋骨骨折
や胸骨骨折が起こり、呼吸運動時の正常な胸壁運動が障害され、損傷部に吸気時の胸郭
陥没、呼気時の膨隆がみられる状態をさす。

[問題119]　正解：1

　圧挫症候群（クラッシュ症候群）は、倒壊した家屋などに長時間挟まれた筋肉量の多い殿部や
大腿部などが、救出により圧迫解除されたときに起こるリスクがある。圧迫解除により、破壊さ
れた筋肉細胞からカリウムやミオグロビンが血中に流出し、血中カリウム値上昇による不整脈や、
ミオグロビンによる腎障害から腎不全が起こりショック状態となり、最悪の場合には死に至る。

1．○ Cさんの血液検査の結果はK8.2mEq/L（基準値3.5～5.0mEq/L）と高カリウム血症と
なっており、致死的不整脈が起こるリスクが高い。このため、除細動器の準備は優先度
が高い。

2．× 既往歴の聴取よりも、除細動器の準備の方が優先される。

3．× 体温が35.8℃と低いため保温の必要はあるが、除細動器の準備の方が優先される。

4．× 創傷の洗浄も必要であるが、除細動器の準備の方が優先される。

[問題120]　正解：4

　Cさんは血液透析継続中である。担当看護師が次の傷病者の受け入れ準備のために、Cさんの
そばを離れる可能性があるため、血液透析装置の管理ができる臨床工学技士への連携が優先され
る。

1．×
2．×
3．×
4．○

さわ研究所の 講義動画見放題プラン

こんなお悩みは……

- ・自分に必要な講座を効率的に受講したい
- ・分かりやすい講義で継続的に知識をインプットしたい
- ・数多くの講座をできるだけ安く受講したい

▷ さわ研究所が
解決します！

| 国試を知り尽くした プロの講師陣が 分かりやすく丁寧に講義 | 知識の土台となる 解剖生理学から 国試予想問題まで 幅広く取り扱い | 領域ごとに特化した講義で 学習したい内容を ピンポイントで受講可能 |

国試対策は
「理解と知識の定着」 ⇒

動画だからできる！

- ・理解できるまでじっくり動画を視聴できる
- ・繰り返し視聴や倍速視聴で効率的に知識が定着する

こちらの講座が全て見放題！ ※動画講義（SAWA OD）に限ります。

- ○解剖特訓講座
- ○解剖と疾患と看護がつながる
- ○必修対策講座
- ○一般状況設定対策講座

- ○夏期講習 各種
- ○冬期講習 各種
- ○超直前講座 各種

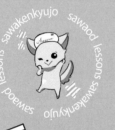

講義動画は全ていつでもどこでも視聴し放題！
さわ研究所と一緒に国家試験合格を目指して
頑張りましょう！

▶ 受講料のお支払いは月々のご負担が少ない「月払いプラン」
とお得な「一括支払いプラン」をご用意しています。
詳しくはさわ研究所ホームページをご覧ください。

■執筆・編集

さわ研究所
国試対策編集部

> **さわ研究所**
> 〒100-0006
> 東京都千代田区有楽町2-10-1
> 東京交通会館5階
> 電 話 03-6810-0538
> FAX 03-6206-3841
> https://www.sawa-kenkyujo.com/

第112回看護国試解説集

定価：本体1000円＋税　　2023年4月25日発行

編　者●さわ研究所

発行所
東京都文京区本郷1-11-16

株式会社　啓明書房

電話　03-3811-2772
FAX　03-3811-2698
発行者●青木　一彦

印刷・製本●株式会社晃陽社

ISBN978-4-7671-1310-4 C3047 ¥1000E